Dr. Jürgen Weihofen
Birgit Gey-Kemper

aus der Natur:

Zitronenkur

- für die Figur!

Dr. Jürgen Weihofen
Birgit Gey-Kemper

aus der Natur:

Zitronenkur

- für die Figur!

Originalausgabe

sanoform

sanoform-Verlag
Dr. Jürgen Weihofen
Kölner Straße 33
53840 Troisdorf
Tel.: 02241-974126
Fax: 02241-72940
e-Mail: Dr.Weihofen@t-online.de

3. Auflage 2001
Dr. Jürgen Weihofen
Zitronenkur - für die Figur!

Umschlag: Design-Studio, Troisdorf

Gesamtherstellung: RMO, München
Printed in Germany 2001
ISBN 3-925502-16-5

Inhalt

Vorwort

Hat man mit Zitronen gehandelt, wenn man sich eingehender mit den Gesundheitswirkungen der ganz gewöhnlichen Zitrone beschäftigt? Wir wollen Sie mit diesem Buch davon überzeugen, daß dem nicht so ist. Die kleinen gelben Südfrüchte sind uns so geläufig, daß wir sie höchstens am Rande wahrnehmen, und zwar am Glasrand von Mineralwasser, Erfrischungs-, Mixgetränken und Tee oder auf dem Tellerrand dort, wo man „gutbürgerliche Küche" anbietet.

Dieses Buch rückt die Zitrone in den Mittelpunkt und quetscht sie aus auf der Suche nach den Geheimnissen, die sie birgt. Seit dem Altertum wird die Zitrone nicht nur zur Verfeinerung von Speisen und Getränken benutzt, sondern auch zur Vorbeugung und Behandlung von Krankheiten. Wir wissen heute, daß ein großer Teil der Wirkungen auf das bekannte Vitamin C zurückgeht. Fast jeder weiß, dass die Zitronen davon eine Menge enthalten. Aber es sind daneben weitere wertvolle Inhaltsstoffe zu entdecken, die sich nicht nur im Saft der Zitronen, sondern auch in den Fasern und in der Schale verstecken. Es handelt sich um Faserstoffe und ätherische Öle, die jeweils spezifische Wirkungen entfalten.

Es hieße Eulen nach Athen tragen, wollte man als Neuigkeit verkaufen, daß Zitronensaft hervorragend bei Erkältungen wirkt. Aber wußten Sie, dass Zitronen blutreinigend und harntreibend wirken, dass die Fasern natürlich sättigen und das Öl in der Aromatherapie gegen Gefäßverkalkung, Rheumatismus und bei Fastenkuren eingesetzt wird?

Nimmt man alle drei Komponenten der Zitrone, und zwar den Saft, die Ballaststoffe und das ätherische Öl, so ergibt sich eine umfassende Wirkung bei Kuren: das Übergewicht wird bekämpft, Stoffwechsel und Blut entschlackt sowie gereinigt.

Sie finden deshalb in diesem Buch ganz einfache und praktikable Anleitungen für die ganzheitliche Zitronenkur, die Ihre Figur so verbessert, wie Sie es sich wünschen. Die Zitronenkur für die Figur ist eine ganz natürliche Methode, überflüssige Pfunde loszuwerden und dabei noch etwas für die Gesundheit zu tun. Probieren Sie entweder die 1200-Kalorienwoche und verlieren Sie 2 bis 3 Kilo oder die reine Zitronen-

Trinkkur, mit der Sie bis zu 5 Kilogramm in einer Woche leicht abnehmen können. Dabei fühlen Sie sich fit und leistungsfähig.

Als besondere Zutat der Zitronenkur haben wir aus ätherischem Zitronenöl und weiteren Heilölen eine ganz spezielle Mischung „F-Balance“ entwickelt, die den Kurerfolg steigert und auf bisher ungewohnte Weise die tiefgreifenden Wirkungen ätherischer Öle für die Gewichtskontrolle einsetzt.

Judith Maassen danken wir für die Kreation der leckeren Kurrezepte. Für mögliche Fehler bitten wir um Entschuldigung, über Hinweise freuen wir uns ebenso wie über Zuschriften zu Erfolgen, die Sie persönlich mit der Zitronenkur erzielt haben.

Troisdorf, Januar 2001

Dr. Jürgen Weihofen
Birgit Gey-Kemper

Über die Autoren:

Dr. Jürgen Weihofen ist Diplom-Oecotrophologe, Dozent und Fachautor im Bereich Gesundheit und Ernährung. Er betreibt in Troisdorf eine Praxis für Ernährungsberatung.

Birgit Gey-Kemper ist Ärztin und Expertin auf den Gebieten der natürlichen Kräuter- und Seelenheilkunde. Sie gibt ihr Wissen und ihre reichhaltigen Erfahrungen durch Bücher, Seminare und individuelle Gesundheitsberatungen an Hilfesuchende und Interessierte weiter.

Hinweis:

Dieses Buch kann bei einer behandlungsbedürftigen Krankheit den Besuch eines Arztes oder Heilpraktikers nicht ersetzen. Die Anwendung der Informationen und Rezepte liegt in Ermessen und Verantwortung des Lesers, Verlag und Autoren können keine Haftung übernehmen.

Sonnenfrucht Zitrone

„Kennst du das Land, wo die Zitronen blüh'n,
Im dunklen Laub die Goldorangen glüh'n,
Ein sanfter Wind vom blauen Himmel weht,
Die Myrte still und hoch der Lorbeer steht,
Kennst du es wohl?
Dahin! dahin
Möcht' ich mit dir, o mein Geliebter, zieh'n!"

Johann Wolfgang von Goethe

Wohl unvergleichlich, wie Goethe die Sehnsucht nach dem Süden, nach Sonne und Licht, in diesem bekannten Gedicht beschreibt. Stellvertretend für diese Sehnsucht stehen die Zitronenbäume. So beliebt wie sie sind, wurden die Bäume seit Jahrtausenden als Zier- und Heilpflanzen gezogen. Die Früchte stehen für Reinheit und Harmonie. Wohl allen bekannt ist ihr hoher Vitamin-C-Anteil. Damit helfen sie uns wirksam dabei, mit den Symptomen eines grippalen Infektes klarzukommen. Doch auch bei Übergewicht, Gefäßleiden, Defekten des Immunsystems, Rheuma und Gicht können sie uns hilfreiche Dienste leisten. An diesen sogenannten Zivilisationskrankheiten leidet über die Hälfte der Bevölkerung in westlichen Industrieländern. Ausgelöst werden die chronischen Gesundheitsbeeinträchtigungen durch unsere hektische, schnellebige Zeit: Fast Food statt Vollwertkost, Stress statt Entspannung, Fernsehen oder Internet statt Bewegung. Kein Wunder, dass unser Organismus irgendwann schlapp macht und mit Krankheiten seine Bedürfnisse einfordert.

Einige Menschen greifen dann zu schnell wirkenden pharmazeutischen Mitteln, die Beschwerden lindern bzw. die Symptome unterdrücken. Doch jeder weiß, dass die chemischen Präparate den Organismus zusätzlich erheblich belasten können, schädliche Nebenwirkungen nicht selten auftreten.

Für unsere Gesundheit ist es wesentlich ratsamer, dem Körper auf sanfte und unschädliche Weise wieder zu einem harmonischen Gleichgewicht zu verhelfen. Gerade die Naturheilmittel gelten als hochwirksam in der Behandlung und Vorbeugung chronischer Beschwerden, vor allem bergen ihre Anwendungen kaum Risiken oder Nebenwirkungen. Lassen Sie sich von den

Naturkräften helfen, die in den kleinen gelben Powerfrüchten stecken: bei Schwächen des Immunsystems, bei Gicht und Rheuma, bei Problemen mit den Blutgefäßen und vor allem bei der Bekämpfung von Übergewicht.

Die Zitronengeschichte

Der genaue Ursprung der uns bekannten Zitrone liegt im Dunkeln der Geschichte verborgen. Forscher vermuten die Heimat der Urpflanze in Südostasien, an den sonnenbeschienenen Südhängen des Himalaya, in den Bergwäldern Nordindiens, und im Zweistromland zwischen Euphrat und Tigris, kurz überall dort, wo wildwachsende Zitronenbäume seit Alters her beschrieben werden.

Erstmals kultiviert wurde die Frucht bereits im Indien des 5. Jahrhunderts nach Christus. Die indische Medizin kennt die Pflanze schon lange als Heilmittel. Von dort trat die Zitrone ihren Siegeszug rund um die Welt an. Im Osten verbreitete sie sich rasch bis nach China, im frühen Mittelalter fand sie ihren Weg über Persien bis in das Mittelmeergebiet.

Während ihrer Wanderschaft entstanden über die Jahrhunderte durch Kreuzungen unzählige Sorten. Sie dienten zunächst der Heilung von Krankheiten und religiösen Zwecken. Die alten Ägypter benutzten den Saft der Zitronen zum Einbalsamieren ihrer Toten. Sie bedienten sich der Früchte zur Anregung der Lust, als Heilmittel gegen Bauchschmerzen oder Fieber und beugten mit ihr dem Skorbut vor, der gefürchteten Vitamin-Mangelerkrankung der Seefahrer.

Vielfach wurde die Frucht beschrieben und besungen. Die Griechen lernten durch die Kriegszüge Alexanders des Großen die Zitronatzitrone (Citrus medica) als „medischen" oder „persischen" Apfel kennen. Sie nannten die Frucht „Kedromêlon", was die Römer später auf „Kedro" verkürzten und entsprechend der lateinischen Wortbildung bald „citrus" aussprachen.

Die Früchte fanden auch Eintritt in die reiche Legenden- und Mythenwelt der Völker. Griechische Sagen etwa berichten von goldenen Äpfeln, gemeint waren damit die beliebten Zitronen. Im Garten der Götter wurden die drei Hesperiden, nymphenverwandte Töchter des Atlas, zu Hüterinnen des Zitronenbaumes und der Früchte bestimmt. Die Griechen pflanzten Zitronenbäume zwischen ihre Olivenhaine im Glauben, dadurch Schädlinge abhalten zu können. Mit Zitronensaft wurden Lebensmittel konserviert und Alltagsbeschwerden behandelt.

Die Römer entdeckten, dass Zitronen Motten in Wollkleidern bekämpfen. Von persischen Sklaven lernten sie, wie man Zitronen zu erfrischenden Speisen und Getränken zubereitet.

Doch zunächst waren im Mittelmeerraum nur recht saure und bittere Zitronensorten bekannt, die über Persien nach Europa gelangt waren. Die Bezeichnungen Limone und das englische lemon leiten sich noch vom alten persischen Namen „limun“ ab.

Erst im sechzehnten Jahrhundert brachten dann wahrscheinlich portugiesische Seefahrer die sehr viel süßeren Sorten aus China mit nach Europa, was die Frucht recht bald in ganz Europa zur beliebten Heil- und Duftpflanze werden ließ. Sogar bei der Bekämpfung der Pest versprach man sich von der Zitrone Hilfe, da man in ihr das Sinnbild für Vitalität und Reinheit sah, das lebensfeindliche Gifte und den Tod abzuwehren vermag.

Die wohlgefällige Gestalt der Zitrusbäume und der angenehme Duft der Blüten trugen dazu bei, dass die Pflanzen auch in nördlichen Breiten bald so begehrt waren, dass sich die Fürsten zur Zeit des Barock sogenannte „Orangerien" bauten. In diesen teils pompösen Hallen gediehen die Bäume, geschützt vor der kalten Witterung, prächtig.

Christopher Kolumbus schließlich brachte die Zitrone in die „neue Welt". Dort breitete sich ihr Anbau schnell über die Karibik bis nach Florida und Kalifornien aus.

Von der Blüte bis zum Ladentisch

Zitronen reifen an kleinen drei bis sechs Meter hohen Bäumchen heran. Diese kraftstrotzenden immergrünen Pflanzen werden botanisch der Familie der Rautengewächse, zu der auch die bei uns bekannte Weinraute zählt, zugeordnet. Fast das ganze Jahr hindurch schmückt sich das Zitronenbäumchen mit hübschen erst rosaroten, nach dem Aufblühen dann weiß werdenden Blüten, die einen angenehm intensiven und aromatisch süßen Duft verbreiten. Da die Blüten einzeln nacheinander aufgehen, trifft man an einer

Pflanze die Früchte in allen Reifestadien gleichzeitig an.

Angebaut werden die verschiedenen Zuchtformen der Zitrone heutzutage weltweit in vielen Ländern der tropischen oder subtropischen Regionen. Je nach Landesklima hat man die Sorten durch gezielte Züchtungen den Anbaubedingungen angepasst, um höchste Erträge zu erzielen.

Leider werden aus demselben Grund auf dem Weg der Frucht vom Samenkorn bis hin zur Ladentheke unzählige Chemikalien eingesetzt, um Verluste durch Schädlinge, Pilzbefall und Fäulnis minimal zu halten. Fruchtreiferegulatoren und Wachstumshemmer greifen in den natürlichen Reifevorgang ein, um möglichst viele Früchte zur gleichen Zeit auf den teilweise riesigen Plantagen ernten zu können. Damit die Zitronen schön im Licht der Supermarktlampe glänzen, werden sie ungeniert mit montansäureesterhaltigen Wachsen überzogen, die nachweislich zu allergischen Reaktionen und anderen Gesundheitsschäden führen können.

Es empfiehlt sich beim Kauf der Zitronen, auf die Früchte aus kontrolliertem biologischen Anbau zurückzugreifen. Besonders wenn Sie sich die Zitronen für Ihre Gesundheitskur besorgen, sollten Sie auf einwandfreie schadstofffreie Bioqualität achten! Lassen Sie sich nicht von dem Etikett „naturbelassen“ auf den Früchten blenden, das man häufig in Supermärkten findet. Dies besagt nur, dass die Früchte kurz vor der Ernte nicht mehr gespritzt und danach nicht mehr behandelt wurden. Es sagt jedoch nichts über die Pestizidbehandlung des ganzen Zitronenbäumchens und des Bodens aus. Wirklich sicher, dass Sie sich keinen „pflanzlichen Sondermüll“ auf den Teller holen sind Sie nur, wenn Sie Zitrusfrüchte im Reformhaus oder im Bioladen kaufen.

Beliebte Küchenfrucht

Heute sind die Zitrusfrüchte aus der Küche gar nicht mehr wegzudenken. Neben den Zitronen tummeln sich die Apfelsinen, Mandarinen, Clementinen, Pampelmusen, Limetten, Pomeranzen und andere vielfältige Kreuzungen in den unterschiedlichsten Speisen und Getränken. Der Star jedoch bleibt nach wie vor die klassische Zitrone. Der frisch-fruchtige, säuerliche Saft, das zu Würfeln geschnittene Fruchtfleisch und die geriebene gelbe Schale passen hervorragend zu

Fischgerichten, in Süßspeisen, Gebäck und Saucen. Besonders die dicke Fruchtschale der Zitronatzitrone dient der Herstellung von kandiertem Zitronat, dass man vor allem als Gewürz im Weihnachtsgebäck kennt.

Die gutbürgerliche Küche des Nordens träufelt den Saft gerne über den Fisch, um den manchmal etwas tranigen Geschmack zu verfeinern. Auch Fischsuppen und Meereseintöpfe gewinnen durch die Zugabe kleiner Mengen Zitronenschale. Die persischen Köche würzen nahezu jedes Fleischgericht mit Zitronensaft. Und auch in der gutbürgerlichen deutschen Küche schmekken die Königsberger Klopse nur so gut, weil die passende Soße mit Kapern und Zitronensaft zubereitet wird.

Wie vielfältig und gesund Sie die Zitrone in der Küche einsetzen können, können Sie auf den Seiten 64 bis 82 entdecken, auf denen wir unsere effektiv fettreduzierende und vollwertig gesunde 1200 Kalorien Zitronen-Kurwoche beschreiben. Optimieren Sie den Schlankheitseffekt der Zitronen-Fastenkur mit einer anschließenden 1200-Kalorien-Kurwoche. Oder nutzen Sie Schritt für Schritt die belebende und schlankmachende Kraft der Zitrone, indem Sie die leckeren Rezepte auf diesen Seiten nach Lust und Laune ausprobieren.

Da steckt Power drin

Was macht die Zitrone so gesund? Die faustgroße Frucht sieht aus wie ein gebündeltes Kraftpaket. Sonnengelb, fest und kompakt lässt schon ihr Äußeres erahnen, wie viel Lebensenergie in ihr steckt. Alles an der Zitrone findet heilsame Verwendung: Der Saft, das Fruchtfleisch, die Fasern und die Schalen mit dem darin enthaltenen ätherischen Öl.

Saft

Dreißig Prozent der Zitrone sind purer Saft. Der Rest setzt sich aus Schale und Faserstoffen zusammen. Um möglichst viel Saft aus dem Fruchtfleisch gewinnen zu können, sollten Sie die reife Zitrone vor dem Auspressen mehrmals kräftig unter Druck über den Tisch rollen. Das bringt die safthaltigen kleinen Gewebekammern im Fruchtfleisch zum Platzen.

Der pure Zitronensaft hat eine Menge an wertvollen Inhaltsstoffen zu bieten. Sechs bis acht

Prozent Zitronensäure findet man im Fruchtfleisch. Sie gelangt beim Auspressen fast vollständig in den Saft und ist vor allem für den sauren Geschmack der Zitronen verantwortlich.

In unserem Organismus ist die Zitronensäure keine unbekannte Größe. Sie spielt eine wichtige Rolle als Zwischenprodukt in einer Kette von Stoffwechselreaktionen, die vor allem der gesunden Kohlenhydrat- und Fettverbrennung dienen. Ihre Rolle in diesem Stoffwechselkreis ist so wichtig, dass man ihm sogar den Namen Zitronensäurezyklus gegeben hat. Ob die von außen über die Ernährung zugeführte Zitronensäure die Fettverbrennung ankurbelt, ist noch nicht ausreichend bewiesen worden. Tatsache ist, dass die Kur mit Zitronensaft in mehreren Untersuchungen zu einem überdurchschnittlichen Gewichtsverlust von 5 kg geführt hat. Dies sind Zahlen, die durch reines Fasten mit Wasser nicht zu erreichen sind. Der logische Rückschluss kann deshalb nur sein, dass der Zitronensaft über seine anregende Wirkung auf die Fettverbrennung den Fettabbau beschleunigt. Die Vermutung, dass dies über eine Aktivierung des Zitronesäurezyklus geschieht, liegt nahe.

Purer Zitronensaft ist eine Vitamin C Bombe! Nicht umsonst wird er seit Alters her bei den Seefahrern gegen die Vitaminmangelerkrankung Skorbut getrunken. Vitamin C ist eines der wichtigsten Vitamine, die unserem Körper von außen zugeführt werden müssen, da er sie nicht selbst synthetisieren kann. Ohne eine ausreichende und ausgewogene Ernährung kann es zu Mangelerscheinungen und ernsthaften Krankheiten kommen, denn das Vitamin C wird von fast allen Körperzellen dringend gebraucht.

Beeindruckend, wenn man sich mal genauer anschaut, was das Vitamin C alles kann. Als sogenanntes Zellschutzvitamin fängt es die gefürchteten freien Radikalen ab und bewahrt dadurch die Körperzellen vor der Entartung als Krebszellen. Untersuchungen haben gezeigt, dass der Vitamin C Bedarf von Rauchern sehr viel höher ist als der von Nichtrauchern. Die Raucher verbrauchen mehr Vitamin C beim Schutz der Lungenzellen vor Lungenkrebs. Hier kann ein Vitamin C Mangel besonders fatale Folgen haben.

Das chemisch als Ascorbinsäure bezeichnete Vitamin C hat neben der gefäßschützenden Wirkung auch einen cholesterinsenkenden Effekt. Studien haben gezeigt, dass sich das Risiko, vorzeitig an einer Herz-Kreislauferkrankung zu sterben, allein durch die tägliche Einnahme von 300 mg Vitamin C bei Frauen um 25 Prozent, bei Männern sogar um ganze 42 Prozent verringert!

Auch das Immunsystem kann ohne Vitamin C nicht optimal funktionieren. Es kurbelt die Produktion des Zellschutzproteins Interferon an, das den Krankheitserregern das Eindringen durch die Zellmembranen ins Zellinnere unmöglich macht und deren Vermehrung in der Zelle verhindert.

Vitamin C regt die Bildung von kollagenen Fasern an, die das Grundgerüst von Knochen, Knorpel und Bindegewebe bilden. Es sorgt für einen gesunden Knochen- und Knorpelaufbau, unterstützt die Wundheilung, hilft gegen Knochenschwund und strafft das Bindegewebe und die Haut. Gerade Frauen schätzen es deshalb zur Vorbeugung des Knochenschwundes nach den Wechseljahren und zur Behandlung der lästigen Cellulite.

Doch damit nicht genug. Eine US-Studie an Männern hat gezeigt: eine regelmäßige Einnahme von Vitamin C erhöht sogar die Lebenserwartung um 6 Jahre!

Und was findet man außer Zitronensäure und Vitamin C noch Tolles im Saft? 100 ml purer Zitronensaft enthalten zu etwa 90 % Wasser, ca. 600 mg Eiweiß, 400 mg Fette und 50 mg Vitamin C. 110 mg Kalium machen die Zitrone zu einem wichtigen Kaliumlieferanten. Ca. 15 mg Phosphor, 25 mg Magnesium und je 0,4 mg Eisen und Vitamin E vervollständigen die Liste der Inhaltstoffe des Saftes.

Fasern = Zitronen-Kapseln

Die wirkliche Heilkraft der Zitrone kann man erst dann richtig nachvollziehen, wenn man sich außer dem ätherischen Öl und dem Saft auch die Power vor Augen führt, die in den Fasern des Fruchtfleisches und der sie umgebenden Hüllen und Schalen steckt. In den Fruchtfasern der Zitrone befinden sich zwei wichtige Substanzgruppen, die für deren enorme Heilkraft verantwortlich sind: die Bioflavonoide und die Pektine.

Bioflavonoide
befinden sich in der Zitrone in der ganze Frucht, aber in höchster Konzentration in der weißen Innenhaut zwischen Schale und Fruchtfleisch. Bioflavonoide werden vom Körper bei praktisch allen enzymatischen Stoffwechselreaktionen benötigt. Außerdem regulieren sie sämtliche Elektronenverschiebungen an den Membranen der Zellen. Ohne Flavonoide wäre ein gesunder biochemischer Stoffwechsel gar nicht möglich.

Laborversuche haben gezeigt, dass die Bioflavonoide das Wachstum von Krebszellen verzögern und sogar stoppen können. Außerdem sind auch sie wie das Vitamin C in der Lage, die krebserzeugenden freien Radikalen abzufangen.

Bioflavonoide tragen dazu bei, dass die Kapillaren, die feinsten Blutgefäße des Körpers, elastisch bleiben, nicht brechen und es in Folge nicht zu gravierenden Gewebeblutungen kommen kann.

Dem Bioflavonoid Quercitrin konnte man eine entzündungshemmende Wirkung nachweisen. Ferner kann es die vermehrte Histaminausschüttung bei allergischen Reaktionen lindern, was die Heftigkeit einer allergischen Reaktion bremst.

Pektine

sorgen beim Einkochen der Marmelade dafür, dass sie schön fest wird und geliert. Deshalb geben erfahrene Hausfrauen pektinarmen Früchten wie zum Beispiel Himbeeren oder Kirschen stets Citruspektin hinzu.

Die Zitrone hat einen extrem hohen Pektingehalt. Bis zu dreißig Prozent findet man in der Schale und den das Fruchtfleisch umgebenden Häuten. Pektine sind Ballaststoffe, die unser Darm für ein reibungsloses Funktionieren dringend benötigt. Besonders im Dickdarm sorgen sie dafür, dass der Nahrungsbrei geschmeidig bleibt. Sie regen die Darmwand zu vermehrter Peristaltik an und beschleunigen so die Ausscheidung der unverdaulichen Nahrungsbestandteile und Schadstoffe.

Pektine sorgen dafür, dass recht bald ein wohliges Sättigungsgefühl eintritt. Die Einnahme von Zitronen-Kapseln, am besten eine halbe Stunde vor den Hauptmahlzeiten, sorgt auf angenehme und wirkungsvolle Weise dafür, dass man ohne Hungergefühl leicht weniger Essen kann. Die

Citruspektine sind bei der Reduktion des Körpergewichtes eine wertvolle Hilfe, denn sie sättigen ohne Kalorien. Auch sorgen sie dafür, dass der Cholesterinspiegel im Blut sinkt. Sie sind die Basis der ganzheitlichen Zitronenkur. Zeitgemäße Zitronen-Kapseln sind gelatinefrei aus rein pflanzlicher Cellulose hergestellt.

Ätherisches Öl

In der leuchtend-gelben Schale der Zitrone finden wir unzählige winzige Öldrüsen, die das kostbare ätherische Zitronenöl enthalten. Nur die hauchdünne, gelbe äußerste Schicht verfügt über dieses aromatische Öl, das bereits in der weißen Unterhaut nicht mehr zu finden ist.

Man benötigt fast eine halbe Tonne Zitronen, um aus den Schalen der Früchte einen Liter des begehrten ätherischen Öls zu gewinnen. Anders als bei der üblichen Herstellung ätherischer Öle mit Hilfe der Wasserdampfdestillation wird das Öl der Zitrone aus der Schale schonend kalt herausgepresst.

Für den typischen Zitronenduft und –geschmack des ätherischen Öls ist das darin enthaltene

Citral verantwortlich. Diese Substanz kann mittlerweile auf chemischem Wege künstlich hergestellt. In den angebotenen Warensortimenten der großen Supermärkte findet sich so manches künstliche ätherische Öl. Achten Sie deshalb besonders beim Kauf von Zitronenöl darauf, dass sowohl die Zitronen als auch die aus ihnen gewonnenen Öle naturbelassen sind.

Was das pure, reine und naturbelassene ätherische Zitronenöl alles kann, ist wirklich beeindruckend. Krankheitserreger wie zum Beispiel die Staphylokokken, die im schlimmsten Fall sogar Herzmuskelentzündungen hervorrufen können, sterben innerhalb von fünf Minuten ab, wenn sie in Kontakt mit Zitronenöl kommen. Auch der gefährliche Erreger des Typhus überlebt den Kontakt mit Zitronenöl nicht länger als eine Stunde. Dasselbe Schicksal ereilt die Pneumokokken, Erreger lebensbedrohlicher Gehirnhaut- und Lungenentzündungen. Auch Insekten, Larven oder Moskitoeier gehen unter der Behandlung mit ätherischem Zitronenöl zugrunde.

Doch ätherische Öle können noch viel mehr. Als Essenzen des Lebens wirken sie nicht nur auf der chemischen Ebene reinigend und keimtötend, sondern sie beleben durch ihre direkte Wirkung auf den Energiekörper des Menschen die Sinne und die Seele.

Die Forschung über die Heilkraft der ätherischen Öle steckt noch in den Kinderschuhen. Wir wissen, dass Duftstoffe in den Sinneszellen der Nase Reize auslösen, die sofort an das Riechzentrum im Gehirn weitergeleitet werden. Diese Region im Stammhirn wird auch „Limbisches System" genannt, das unabhängig von der bewussten Steuerung der Großhirnrinde Sinnesreize empfängt und verarbeitet. In dieser Region vermuten die Forscher auch die Entstehung unserer Gefühle. So eng, wie die Zentren für Sinneswahrnehmung und Gefühle in unserem Gehirn nebeneinander liegen und zusammenarbeiten, so eng verweben sich auch in unserer Wahrnehmung sinnliches Erleben und Gefühl. Je nachdem erzeugen bestimmte Düfte sofort Stimmungen wie Wohlbehagen und Zufriedenheit oder aber Unlust und Gereiztheit.

Viel zu wenig ist uns bisher die kraftvolle Lebens- und Heilkraft der ätherischen Öle bewusst gewesen. Warum sich nur zufällig und passiv von ihnen betören und verführen lassen? Nutzen wir die geballte Power der Essenzen gezielt, um unser Leben reicher und bunter zu machen! Verströmen Sie wohlige Düfte mit Hilfe von Duftlampen oder Duftschalen in Ihren Lebensräumen, verwöhnen Sie Ihren Körper mit duftenden Massageölen und Cremes. Verfeinern Sie Ihre Getränke durch die Zugabe einiger Tropfen ätherischer Öle. Baden Sie sich und Ihre Sinne in den Essenzen des Lebens. Schon währenddessen werden Sie die Lebenskraft erspüren, die Ihnen die ätherischen Öle schenken. Ein Tipp: Gehen Sie dabei immer der Nase nach!

Ätherisches Zitronenöl wirkt auf allen Ebenen anregend und belebend. Es stärkt das Herz und die körpereigenen Abwehrkräfte, indem es die Bildung von Immunzellen anregt. Es neutralisiert einen Überschuss an Magensäure und hilft dem Körper dabei, im Gewebe abgelagerte Säuren auszuscheiden. Durch seine anregende Wirkung auf den Stoffwechsel kurbelt es den Abbau alter überflüssiger Fettdepots an. Auf der geistig-seelischen Ebene erfrischt es unseren Geist und befreit von schweren kreisenden Gedanken.

Anwendungsfelder für Zitronen

Die Zitrone ist eine starke und wirkungsvolle Heilfrucht. Besonders bei allen Erkrankungen, die unser Immunsystem, den Stoffwechsel, die Gefäße und die Verdauung betreffen, leistet sie wirksame Linderung und Heilung. Da die Vielfalt ihrer Heilkraft und die damit verbundenen Anwendungsmöglichkeiten den Rahmen dieses Buches sprengen würden, haben wir uns auf die wichtigen Heilwirkungen bei Abwehr, Gicht und Rheuma, Adern-, Venen und Übergewicht konzentriert.

Immunsystem

Unser Immunsystem sorgt von Geburt an dafür, dass wir in der Lage sind, nützliche von schädlichen Keimen zu unterscheiden und im Falle einer drohenden Invasion auch zu bekämpfen. Diese Unterscheidungsfähigkeit ist immens wichtig für die reibungslose Funktion der Körperabwehr.

Das Immunsystem ist ein absolutes Wunder der Natur. Unzählige Faktoren tragen zu einem gesunden Funktionieren bei. Vitamin- und Mineralstoffmangel, Stress, Umweltgifte, chronische

Erkrankungen, Medikamente und Genusssüchte können es ernsthaft schädigen.

Zitronen sind der Vitamin-C-Lieferant Nummer eins. Gerade dieses Vitamin wird vom Immunsystem gegen den Angriff krankmachender Keime benötigt. Es regt die Bildung der weißen Blutkörperchen an, die eine wichtige Rolle in der Immunabwehr spielen. Durch die regelmäßige Aufnahme von Vitamin C kann man sich besonders in der kalten Jahreszeit effektiv vor Erkältungskrankheiten schützen. Zur Vorbeugung wird von der Deutschen Gesellschaft für Ernährung eine Vitamin-C-Tagesdosis von 100 mg empfohlen. Bei besonderen Belastungen kann man die Dosis ohne Bedenken bis auf 1 Gramm pro Tag steigern, da die vom Körper nicht benötigte Menge einfach wieder ausgeschieden wird.

Sie können mit einer Zitronensaftkur Ihr Immunsystem für den kommenden Winter wapp-nen. Trinken Sie dazu täglich den Zitronen-Kurmix wie auf Seite 43 beschrieben. Bereichern Sie ihre Ernährung mit den schmackhaften Rezepten der Zitronen-Kurwoche, die Sie auf den Seiten 62 bis 83 finden.

Rheuma/Gicht

Kaum eine andere Gruppe von Stoffwechselkrankheiten ist eindeutig so abhängig von der Ernährung wie die des rheumatischen Formenkreises, im Volksmund kurz Rheuma genannt. Hierbei handelt es sich nicht nur um eine Erkrankung, sondern um etwa 400 verschiedene Krankheiten, die alle unter diesem Begriff zusammengefasst werden. Allen Krankheiten ist es gemein, dass sie mit Schmerzen und teilweise erheblichen Einschränkungen des Bewegungsapparates einhergehen. Neben erblichen Belastungen werden als Ursachen das Klima, fehlerhafte Immunreaktionen und vor allem Störungen des Stoffwechsels verantwortlich gemacht. Besonders eine Übersäuerung des Gewebes durch falsche Ernährungsgewohnheiten leisten den rheumatischen Erkrankungen Vorschub.

Bei der Gicht zum Beispiel lassen eiweiß- und purinhaltige Speisen, aber auch ein Zuviel an Alkohol, den Harnsäurespiegel im Blut ansteigen. Geschieht dies über einen bestimmten Höchstwert hinaus, kristallisieren feine Harnsäurekristalle im Blut aus und lagern sich in schlecht durchbluteten und sauren Geweben ab.

Vor allem in den Gelenken von Händen und Füßen kommt es in der Folge zu Rötungen, Schwellungen und starken Schmerzen. Gefährlich sind Auskristallisationen in den lebenswichtigen Organen wie zum Beispiel der Niere.

Sinnvoll ist es deshalb, durch die Umstellung der Ernährung die Gewebeübersäuerung in den Griff zu bekommen. Die Zitrone kann solchen chronischen Krankheiten vorbeugen, da sie der Übersäuerung des Gewebes entgegen wirkt. Obwohl sie selbst sauer schmeckt, regt sie die Bildung von Kaliumcarbonaten an, Säuren in unserem Organismus zu neutralisieren. Zudem macht die Zitronensäure das Darmmilieu leicht sauer, was die Lebensbedingungen „guter" Bakterien im Darm und die Ausscheidung giftiger Stoffwechselprodukte verbessert.

Meiden Sie Alkohol, ernähren Sie sich fett- und eiweißarm, achten Sie auf eine ausgewogene basenreiche Ernährung und trinken Sie viel, besonders Zitronensaft, um dem Körper die Ausscheidung der giftigen Stoffwechselprodukte zu erleichtern.

Das Trinken von Zitronensaft, die Einnahme von Zitronenfasern und des ätherischen Zitronenöls helfen Ihnen auf schonende Weise dabei, überschüssige Säuren loszuwerden und dem Organismus das harmonische Gleichgewicht wieder zu geben, dass er für ein gesundes Funktionieren braucht.

Adern-/Venenprobleme

Gefäßerkrankungen und ihre ernsthaften Folgen haben sich zur wahren Volksseuche in den westlichen Industrieländern entwickelt. Häufigste Todesursache ist der vorzeitige Herz-Kreislauf-Stillstand, der nur das letzte Glied in einer langen Reihe von Ursachen und Wirkungen ist. Moderner Lebensstress, eine falsche Ernährung, Nikotin-, Kaffee-, Alkoholmissbrauch und Bewegungsmangel setzen eine Kaskade in Gang, die je nach Veranlagung bei Herzinfarkt, Schlaganfall, Herzrhythmusstörungen oder Lungenembolien enden.

Bluthochdruck und erhöhte Cholesterinwerte im Blut tragen zur Entstehung der Arteriosklerose bei, bei der es durch krankhafte Ablagerungen an den Gefäßwänden der Arterien zu Verengungen, Verstopfungen und nachfolgenden Mangeldurchblutungen kommt. Sind die Herzkranzgefäße oder die feinen Gehirnarterien von der „Gefäßverkalkung“ betroffen, drohen Herzinfarkt oder Schlaganfall.

Das in der Zitrone in hohem Maße enthaltene Vitamin C reduziert nachweislich den Cholesterinspiegel im Blut, da es die Umwandlung des schädlichen LDL-Cholesterin in Gallensäure anregt. Außerdem schützt es die Gefäßwände vor Schäden, die im Blut befindliche freie Radikale anrichten können.

Krampfadern sind das am weitesten verbreitete Venenproblem unserer Kultur. Fast jede zweite Frau und jeder vierte Mann leiden darunter. Ursache Nummer eins ist der Bewegungsmangel.

Gegen den Bewegungsmangel kann die Zitrone natürlich nichts tun. Ihre Inhaltstoffe regen jedoch das Gewebe zur Bildung neuer Bindegewebsfasern an und stärken so die Gefäßwände und das sie umgebende Gewebe. Die in der Zitrone enthaltenen Bioflavonoide sorgen für eine gute Elastizität der Gefäße und beugen so ebenfalls der Entstehung von Krampfadern vor. Außerdem hilft Ihnen die Zitronenkur dabei, den Körper auf sanfte Weise zu entschlacken und eventuelles Übergewicht abzubauen, das neben dem Bewegungsmangel zur Entstehung von Krampfadern beiträgt.

Massieren Sie sich die Beine täglich mit etwas Jojobaöl, dem Sie einige Tropfen ätherisches Zitronenöl beimischen. Das gibt den Beinen Energie und kräftigt das Gewebe. Die belebende und anregende Kraft des ätherische Zitronenöls macht außerdem Lust auf Bewegung.

Übergewicht

Das Deutsche Institut für Ernährung schätzt, daß fast 50 Prozent der Bundesbürger über 40 Jahre zuviel Pfunde auf die Waage bringen. Besonders erschreckend ist, dass auch die Zahl der zu dicken Kinder unaufhaltsam steigt.

Übergewicht ist in der Regel die Folge von zu viel Essen und zu wenig Bewegung. Doch das zu viele Essen an der Gier der Esser festzumachen oder gar als Charakterschwäche zu stigmatisieren, wäre zu einfach. Trotz des vielen Essens bleibt bei den meisten Übergewichtigen das Gefühl zurück, nicht genug Nahrung zum Leben zu bekommen. Unser Essen verkommt immer mehr zu bloßem Magenfüllen. Lebensmittel, also gesunde Mittel zum Leben, sind die in den Supermärkten angebotenen Produkte schon lange nicht mehr.

Süßigkeiten, Back- und Teigwaren aus Weißmehl, zuckerhaltige Getränke wie Limonaden oder Colagetränke, fette Nahrungsmittel, Fast Food, süße oder fetthaltige Snacks liefern dem Körper kaum noch die lebensnotwendigen Nährstoffe. Durch die intensive Weiterverarbeitung ist die Nahrung praktisch tot. Sie enthält keine Lebensenergie mehr.

Übergewicht ist nicht nur ein ästhetisches Problem, sondern auch ein nicht zu unterschätzender Risikofaktor für die Entstehung chronischer Erkrankungen. An erster Stelle stehen hier die Herz- und Kreislaufkrankheiten. Aber auch Stoffwechselerkrankungen wie Diabetes mellitus, Rheuma und Erkrankungen des Stützapparates zählen dazu.

Wer unter Übergewicht leidet und auf leichte und angenehme Weise abspecken möchte, dem möchten wir in besonderer Weise die Zitrone ans Herz legen. Sie führt Ihrem Körper genau die Nähr- und Wirkstoffe zu, die Sie zum gesunden Gewichtsabbau brauchen. Zitronen sind preiswert, sie entsäuern, entschlacken und entwässern. Zudem wird während der Zitronenkur offenbar der Zitronensäurezyklus im Stoffwechsel aktiviert. Dieser zentrale Funktionskreis sorgt dafür, dass aus abgespeichertem Fett wieder Energie gewonnen wird.

Die Ballaststoffe der Zitronen-Kapseln bewirken, dass bei geringer Kalorienzufuhr keine Hungergefühle aufkommen, die ätherischen Zitronenöle machen frisch und munter und sorgen für gute Laune beim Abspecken.

Die einmalige Kombination aller Wirkkomponenten macht die Zitrone zu einem idealen natürlichen Diätmittel!

Zitronen-Verträglichkeitstest

Manche Menschen reagieren allergisch auf bestimmte Stoffe. Auch von den Zitrusfrüchten sind Unverträglichkeitsreaktionen berichtet worden. Vor der konzentrierten Anwendung der Zitrone in Form einer Kur sollten Sie sicherheitshalber einen einfachen Verträglichkeitstest durchführen, besonders, wenn bei Ihnen schon Allergien gegen andere Stoffe bekannt sind.

So führen Sie den Test durch:

Messen Sie eine Minute lang in Ruhe Ihren Puls. Trinken Sie dann ein Glas des Zitronen-Kurmix (siehe Seite 43), welches Sie sich schon vorher bereit gestellt haben. Warten Sie in Ruhe eine weitere Minute, bevor Sie sich erneut 60 Sekunden lang den Puls messen. Wiederholen Sie die Pulsmessung nach weiteren 15 Minuten. Bleibt der Pulsschlag in etwa gleich, können Sie davon ausgehen, dass Sie den Zitronen-Kurmix vertragen. Hat sich die Anzahl der Pulsschläge in Ruhe um mehr als 20 erhöht, spricht dies für eine Unverträglichkeit. Wiederholen Sie den Test am nächsten Tag noch einmal, um sicher zu gehen.

Seien Sie bitte besonders vorsichtig mit der Anwendung von Zitronen, wenn Sie unter einer vorgeschädigten Niere oder anderen chronischen Organerkrankungen leiden. Testen Sie vor Kurbeginn, ob Sie die Zutaten vertragen. Brechen Sie die Kur ab, wenn Beschwerden auftreten sollten.

Ein leichtes Unwohlsein in den ersten Tagen der Kur sollte Sie nicht beunruhigen. Auch beim gesunden Organismus kann es während der Kur zu Befindlichkeitsstörungen kommen, da sich die angestauten Stoffwechselschlacken aus den Zellen lösen und vermehrt im Blut zirkulieren. Diese sogenannten Erstverschlimmerungen wie Kopfschmerzen, Hautunreinheiten, Gelenkschmerzen, Müdigkeit und Magen-Darm-Beschwerden kennt man auch aus anderen Fasten- und Gesundheitskuren. Sie zeigen an, dass die Ausscheidung der Giftstoffe wirklich in Gang gekommen ist, und verschwinden in der Regel wieder von selbst.

Übergewicht abbauen: leicht mit der ganzheitlichen Zitronenkur!

Die Zitrone ist die ideale Frucht, mit deren Hilfe Sie effektiv Übergewicht abbauen können. Um das ganze Potenzial der Heilfrucht für eine Schlankheitskur zu nutzen, sollten Sie die schlankmachende Kraft des Zitronensaftes mit den wichtigen Wirkstoffen der Fruchtfasern und des ätherischen Öls kombinieren.

Zur Kur gehören deshalb alle drei wirksamen Komponenten der Zitrone: der Zitronensaft, die Zitronenfasern und das ätherische Zitronenöl. Der Saft wird getrunken, die Fasern werden in

Form von Zitronen-Kapseln dazu eingenommen. Das ätherische Zitronenöl ist in der speziellen Mischung „F-Balance“ enthalten und wird tropfenweise dem Kurgetränk zugegeben. Es sollte nicht unverdünnt in Kontakt mit unseren Schleimhäuten gelangen, da es dann zu Irritationen führen kann.

Zubereitung Zitronen-Kurmix

Zitronensaft ist natürlich sauer, was manche Zeitgenossen jedoch nicht davon abhält, ihn pur zu trinken. Sie sollten dies nicht tun, denn die Säuren greifen den Zahnschmelz an und fördern damit die Entstehung von Karies. Verdünnen Sie Zitronensaft deshalb immer mindestens im Verhältnis 1:5 mit Wasser.

Wir empfehlen eine leichte Süßung mit Agavendicksaft im Verhältnis 1:1. Damit verbessert sich natürlich der Geschmack des Kurgetränks. Der Hauptgrund für den Einsatz von Agavendicksaft liegt jedoch in seiner Stoffwechselwirkung. Er liefert leicht aufnehmbare Kohlenhydrate. Sie verhindern eine Übersäuerung beim Fasten und liefern der Leber sofort umsetzbare Energie, die sie für die Reinigungs- und Entgiftungsprozesse dringend benötigt.

Für die Zubereitung des Zitronen-Kurmix benötigen Sie folgende

Zutaten:

- 1 Esslöffel Agavendicksaft
- 1 bis 2 Tropfen „F-Balance"
- 1 Esslöffel Zitronensaft
- 200 ml Wasser.

Zubereitung:

Ätherisches Öl ist zunächst nicht so gut wasserlöslich. Man bedient sich eines Tricks, um es zusammen mit dem Zitronensaft trinken zu können: Zunächst wird ein Esslöffel Agavendicksaft in ein Glas gegeben, dazu ein bis zwei Tropfen „F-Balance" (siehe unten) getropft, und gut umgerührt. Dann gibt man einen Esslöffel Zitronensaft dazu, rührt wieder um, und füllt zum Schluß mit lauwarmem Wasser auf ca. 200 ml (ein großes Glas) auf. Im Winter können Sie auch heißes Wasser verwenden, im Sommer kaltes.

Wenn Sie einen Shaker haben, schütteln Sie den Kurmix ordentlich, um so besser verteilt sich das ätherische Öl. Es bildet auf dem Zitronen-Kurmix kleine Fettaugen bzw. einen feinen Film. Beim Trinken wirkt der Duft des flüchtigen Aromaöls bereits durch die Nasenschleimhaut. Da Aromaöle leicht flüchtig sind, sollte der Kurmix rasch getrunken werden. Es kann vorkommen, dass sich die ätherischen Öle auch nach dem Trinken noch bemerkbar machen, z.B. durch Aufstoßen. Das ist normal und entspricht ihrem „flüchtigen" Charakter. Ein Zitronen-Kurmix liefert etwa 33 Kalorien.

Wollen Sie die Wirkung des Aromaöls noch steigern, geben Sie beim Kuren das Duftöl in eine Duftlampe oder träufeln Sie es über ein Duftpotpourri. Nach den Erkenntnissen der Aromatherapie wirken ätherische Öle unmittelbar auf die Steuerungsstellen in unserem Gehirn. Nutzen Sie diese Einflußmöglichkeit bei der ganzheitlichen Zitronenkur. Sie fühlen sich mit dem ätherischen Zitronenöl fit und beschwingt, Sie sind leistungsfähig und vermeiden die schlechte Laune, die oft andere Kuren begleitet.

F-Balance verstärkt den Kureffekt

Um die Wirkung hinsichtlich Blutreinigung, Entgiftung und Fettabbau noch zu steigern, empfehlen wir statt reinem Zitronenöl eine spezielle Mischung aus Zitronenöl und weiteren Heilölen. Dieses stammen aus alten Heilpflanzen, die für ihre Wirkungen seit Jahrhunderten bekannt sind.

> Wir haben diese Mischung „**F**-Balance" genannt, da sie dazu beiträgt, über die Geruchs- und Geschmacksrezeptoren eine weitgehende Balance herzustellen bei
>
> - **F**ett
> - **F**orm
> - **F**igur.

Sie erhalten sie im richtigen Verhältnis fertig gemischt in Reformhäusern und Apotheken. Achten Sie darauf, nur die Originalmischung „F-Balance Dr. Weihofen" zu verwenden. Die Kurmischung „F-Balance" regt den Fettabbau an, reduziert Hungergefühle, sorgt für gute Laune und Leistungsfähigkeit während der Kur und verbessert den Geschmack des Kurgetränks.

Die Mischung „F-Balance“ wird als hochwirksamer Extrakt mit ein bis zwei Tropfen zum Zitronen-Kurmix hinzugefügt. Ätherische Öle sollten immer nur tropfenweise und verdünnt innerlich verwendet werden, da es bei höherer Dosierung zu Unverträglichkeiten kommen kann.

Folgende alte Heilkräuter sorgen neben dem Zitronenöl für die einmalige Wirkung von „F-Balance Dr. Weihofen“:

Fenchel ist den meisten von uns als Babytee gegen Blähungen und Aufstoßen bekannt. Diese uralte Heilpflanze stammt ursprünglich aus dem Mittelmeergebiet und wird bereits seit Urzeiten als Heilmittel gegen Magen-Darm-Beschwerden aller Art und Atemwegserkrankungen eingesetzt. Fenchel regt die Darmtätigkeit an und wirkt leicht abführend. Dadurch unterstützt er den Körper während einer Heilkur effektiv, giftige Schlacken über den Darm auszuscheiden. Außerdem bindet Fenchel überschüssige Säure im Magen und beugt lästigem Sodbrennen sowie

Hungergefühlen während der Kur vor. Besonders das ätherische Öl besitzt eine ausgeprägte nervenstärkende Wirkung und neutralisiert im Körper vorhandene Giftstoffe.

Ingwer gilt in der traditionellen Medizin des asiatischen Raumes als „das“ Gesundheitsmittel schlechthin, weil es die blockierten Lebensenergien wieder in Fluss bringt. Als „Erwärmer von Innen“ stärkt, wärmt und kräftigt er den Organismus von der Körpermitte her. Seine Heilkraft lässt uns unsere Mitte wiederfinden, die im hektischen Alltag schnell verloren gehen kann. Sein Feuer bringt den Kreislauf auf Trapp, regt den Stoffwechsel und die Fettverbrennung an und hellt die Stimmung auf. Kurz gesagt, er bringt unser ganzes Wesen wieder in Schwung. Er unterstützt den Körper bei der Ausscheidung von Giftstoffen, wirkt beruhigend auf den Magen und fördert die Verdauung. Besonders sein ätherisches Öl spendet unserem Geist Klarheit und Lebensmut und hilft uns dabei, den Sinn unseres Dasein zu erkennen.

Lavendel, die wilde tiefblaue Bergblume Persiens und Südfrankreichs, vereint alles in sich, was eine Kraft- und Heilpflanze geben kann.

Die Liste ihrer Heilwirkung füllt Seiten und ganze Bücher. Kaum etwas, was diese wunderbare Duftblume und das in ihr enthaltene ätherische Öl nicht kann. Sowohl auf der körperlichen als auch auf der seelischen Ebene wirkt sie reinigend, ausgleichend, anregend, aufbauend, beruhigend, nervenstärkend und erfrischend. Sie regt den Stoffwechsel an, fördert die Ausscheidung alter Schlacken und den Abbau nutzloser Fettdepots, stärkt das Herz, die Nerven und die Seele, lindert Schmerzen auf allen Ebenen.

Vanille: Was Sie bestimmt noch nicht wussten: ein Grund, warum viele Menschen aus Frust Schokolade essen, ist das darin enthaltene Vanillearoma. Britische Forscher haben andererseits entdeckt, dass Vanillearoma den Heißhunger auf Schokolade und Süßes dämpft. Als Grund wird vermutet, dass die durch die Vanillearomen angeregte Produktion des Hormons Serotonin den Appetit beeinflusst.

Die aus der Schote dieses Orchideengewächses gewonnenen Aromen wirken besänftigend und beruhigend auf Körper und Seele. Das warme, süßes Aroma lässt Ärger und Frustration verschwinden. Vanille macht zufrieden, glücklich und satt, weshalb wir in unserer Mischung „F-Balance“ nicht auf sie verzichten wollten.

Rosmarin macht stark. Schon äußerlich sieht man diesem gedrungenen, kraftstrotzenden Strauch aus dem Mittelmeerraum an, dass er eine unbändige Lebenskraft verströmt. Bereits wenn Sie ganz leicht über seine nadelförmigen Blätter streifen, geben diese den belebenden würzigen Duft an die Umgebung ab. Rosmarin aktiviert den ganzen Körper. Sein ätherisches Öl kräftigt den Herzschlag und den Kreislauf, es regt den Stoffwechsel und die Gallensekretion an und hilft so dem Körper dabei, sich von alten Stoffwechselgiften und Fettreserven zu befreien. Auf der seelischen Ebene stärkt er Ihre Nerven und Ihr Bewusstsein und richtet Sie innerlich auf.

Auch Sie werden feststellen: „F-Balance“ ist eine gelungene Mischung aus Kraft, Wärme, Harmonie und Heiterkeit. Wir waren aufgeregt wie die kleinen Kinder, als wir diese Mischung für Sie kreiert und an uns ausprobiert haben. Dabei steht das „**F**“ für **F**orm, **F**ett und **F**igur! Wir wünschen Ihnen genauso viel Erfolg und Freude mit dieser Mischung, wie wir sie haben.

Lassen Sie sich verführen, betören und verzaubern vom Geschmack und vom Duft der Mischung „F-Balance“, der eigens dafür geschaffen wurde, um Körper und Seele auf allen Ebenen von altem Ballast zu erlösen und in die Balance zu bringen.

Agavendicksaft süßt natürlich

Wie auf Seite 43 bereits beschrieben, benötigen Sie zur Herstellung des Kurmix-Getränkes auch Agavendicksaft. Dieser Saft wird auch Agavensirup genannt und stammt aus der in tropischen und subtropischen Regionen beheimateten Agavenpflanze. Sie diente bereits vor etwa 9000 Jahren den Azteken als Nahrung und Medizin. Der frische Agavensaft wurde als Heilmittel bei Wunden und Entzündungen eingesetzt und vermochte Hautkrankheiten und Pilzinfektionen zu heilen. Reiner Agavenblattsaft - innerlich angewendet - half den Inkas bei Bronchitis, Tuberkulose, Rachitis und Tripper sowie äußerlich bei Geschwüren und beim Abschwellen von Prellungen. Aus dem Saft machten die Indianer Wein, Honig, Essig und Zucker. Der vergorene Saft, das Honigwasser, diente als alkoholisches Getränk.

Der "Honig der Agavenpflanze" bildet sich im Blütenschaft, der mitten in der Blattrosette sitzt. Beim Einritzen des Sprosses und der umliegenden weichen Blätter fließt der goldgelbe Saft aus.

Um Agavensaft als Süßungsmittel nutzen zu können, wird er in Edelstahlbehältern auf einen Wassergehalt von 23 bis 25 Prozent eingekocht. Durch das Eindampfen des Saftes entsteht ein hochkonzentrierter Sirup.

Agavendicksaft besteht zu 23 bis 25 Prozent aus Wasser und zu 75 bis 77 Prozent aus einer kohlenhydratreichen Trockensubstanz. Die hohen Fructose- sowie geringeren Glucose- und Saccharoseanteile verleihen dem Saft seinen intensiv süßen Geschmack. Agavendicksaft enthält auch Inulin, einen kalorienfreien Ballaststoff, der die Verbreitung der gesunden, physiologischen Darmflora fördert und hilft, eine entgleiste Darmflora zu regenerieren. Außerdem verfügt Agavendicksaft über einen relativ hohen Mineralstoffgehalt mit Calcium, Kalium, Magnesium, Natrium und Eisen.

Der Dicksaft bietet sich als gesunde Alternative zum Haushaltszucker an. Agavensirup, der in

Reformhäusern und Naturkostgeschäften angeboten wird, stammt aus kontrolliert biologischem Anbau und ist rückstandskontrolliert. Er ist ein Naturprodukt gemäß der EU-Bioverordnung, das heißt, er enthält keinerlei Zusätze, also auch keine Konservierungsstoffe oder Geschmacksverstärker.

Alle Eigenschaften des Agavensirups auf einen Blick:

- honiggelbe, klare bzw. dunkle Farbe
- hohe Löslichkeit in kalten und warmen Speisen sowie Getränken
- starke Süßkraft (1,2 mal so stark wie Haushaltszucker)
- geringeres Risiko, Karies zu bekommen.

> Agavendicksaft ist die ideale Ergänzung des Zitronensaftes, denn er süßt ihn mit weniger Kalorien als z.B. Haushaltszucker, lässt den Insulinspiegel kaum ansteigen, liefert der Leber sofort umsetzbare Energie, erhält so Ihre Leistungsfähigkeit und verhindert eine Übersäuerung während der Kur.

Die Zitronenkuren

Sie haben zwei verschiedene Möglichkeiten, mit Zitronen zu kuren:

1. **die reine Trink-Kur**
2. **Zitronenkur mit Begleitkost.**

Außerdem eignen sich die Zitronen hervorragend dazu,
3. **das Wunschgewicht zu halten.**

Bei einer reinen Trink-Kur wird vollständig auf feste Nahrung verzichtet, also gefastet. Man trinkt den Zitronen-Kurmix aus Zitronensaft, Agavendicksaft und „F-Balance". Zitronen-Kapseln mit den Ballaststoffen der Zitrone unterstützen die Wirkung. Wer sich für diese Kur entscheidet, sollte sich dafür mindestens eine Woche Zeit nehmen und sicherstellen, dass der Kurerfolg nicht durch zwischenzeitliches Essen gefährdet wird.

Wer nicht auf feste Nahrung verzichten möchte, dem sei zum ganzheitlichen Zitronenkonzept eine kalorienreduzierte Ernährung empfohlen.

Damit der erhoffte Kurerfolg sowohl in Bezug auf die Gewichtsreduktion als auch die Verbesserung von Krankheitsbildern sicher eintritt, empfiehlt sich eine kontrollierte, bewährte Beikost nach den Rezepten der nachfolgenden „1200-Kalorien-Zitronen-Kurwoche“. Damit ist man voll leistungsfähig, sowohl im Beruf als auch bei sportlichen Aktivitäten in der Freizeit.

Möchten Sie den Kurerfolg möglichst lange bewahren und vermeiden, dass das Körpergewicht schnell wieder ansteigt, empfehlen wir Ihnen, entweder wöchentlich einen Zitronen-Schalttag einzulegen oder mit Hilfe der Zitronenkapseln täglich die Kalorienaufnahme zu kontrollieren. Anleitungen dazu folgen nach der Beschreibung der Kuren.

1. Zitronen-Trinkkur

Während dieser Kur nehmen Sie nur den Zitronen-Kurmix sowie Zitronen-Kapseln zu sich. Daneben werden Tees getrunken aus dem empfohlenen Angebot ab Seite 85. Das Kuren erfordert natürlich etwas Disziplin. Sie machen es sich leichter, wenn Sie die Kur zusammen mit Gleichgesinnten durchzuführen. Wichtig: Fastenkuren sollten ohne ärztliche Aufsicht nicht länger als sieben Tage durchgeführt werden.

Und so sieht jeder Kurtag aus:

Sie mixen sich aus einem Esslöffel Zitronensaft, einem Esslöffel Agavendicksaft und einem bis zwei Tropfen „F-Balance“ den Zitronen-Kurmix mit 200 ml lauwarmem Wasser. Nehmen Sie im heißen Sommer nach Belieben kaltes, im Winter heißes Wasser.

Trinken Sie täglich davon mindestens 1,4 Liter über den Tag verteilt in sieben Einzelportionen.

Nehmen Sie mit dem Kurmix dreimal am Tag jeweils drei Zitronen-Kapseln ein, insgesamt 9 Stück am Tag. Sie liefern Ballaststoffe, binden Stoffwechselschlacken im Darm und sorgen dafür, dass kein Hungergefühl aufkommt.

Trinken Sie außerdem mindestens 1,6 Liter Früchte- oder Kräutertee bzw. natriumarmes Mineralwasser, so dass Sie auf eine Trinkmenge von insgesamt ca. 3 Litern pro Tag kommen.

Beim Fasten mit Zitronen werden die Fettdepots effektiv geleert. Der Stoffwechsel, besonders der Zitronensäurezyklus, werden aktiviert. Die Aromaöle aus der Zitrone und den alten Heilkräutern beleben, reinigen das Blut, entwässern und entschlacken. In einer Zitronen-Kurwoche kann man so je nach vorliegendem Übergewicht leicht bis zu 5 Kilogramm abnehmen. Bei Menschen ohne Übergewicht steht der Reinigungsprozeß im Vordergrund, sie verlieren deutlich weniger Gewicht.

Den Auftakt des Fastens bildet ein Entlastungstag, der Tag vor Kurbeginn. An diesem Tag sollten Sie sparsamer essen, damit der Körper sich sanft vorbereiten kann. Verzichten Sie auf fette, schwerverdauliche Speisen und essen Sie gedünstetes Gemüse, Pellkartoffeln, Obst oder Vollkornreis.

Nach Ende der Fastenkur sollten Sie Ihrem Körper nicht gleich zu schweres Essen zumuten. Magen und Darm müssen sich nämlich erst wieder langsam an feste Nahrung gewöhnen. Beenden Sie deshalb die Kur mit einem Aufbautag. Essen Sie zum Frühstück einen Apfel, den Sie in kleine Stücke schneiden. Zum Mittagessen ist eine Gemüse- oder Kartoffelsuppe passend. Abends empfehlen wir Pellkartoffeln. Essen Sie die ersten zwei, drei Tage nach dem Fasten nur leichte Kost, damit Magen und Darm nicht rebellieren.

Wer darf nicht fasten?

Leiden Sie unter einer Allergie auf Zitrusfrüchte, ist die Zitronenkur für Sie leider nicht geeignet. Ansonsten kann jeder gesunde Erwachsene eine Woche Fasten. Bei folgenden Krankheiten und Zuständen ist eine Fastenkur jedoch nicht oder nur nach Rücksprache mit dem behandelnden Arzt erlaubt:

- Krebs
- Tuberkulose
- Schilddrüsenüberfunktion
- Magersucht, Bulimie
- Nierenerkrankungen
- Psychosen
- Epilepsie
- Depressionen
- Kreislaufschwäche
- sehr hoher und sehr niedriger Blutdruck
- Nervosität
- Erschöpfungszustände
- kurz vor oder nach einer Operation
- kurz nach einer schweren Krankheit
- Schwangerschaft und Stillzeit.

2. 1200-Kalorien-Zitronenwoche

Sie möchten nicht fasten, sondern bei voller Leistungsfähigkeit neben dem Zitronen-Kurmix eine kalorienreduzierte, aber sättigende Vollwertkost zu sich nehmen. Im Mittelpunkt dieser Kur stehen vitalstoffreiche Vollgetreide, Gemüse und Obst. Auf Fleisch, Zucker und Salz wird verzichtet. Sie nehmen pro Tag maximal 1200 Kalorien zu sich. Ohne Probleme verlieren Sie in 7 Tagen zwischen 2 und 3 Kilo überflüssiges Körperfett.

Während der siebentägigen 1200-Kalorien-Woche essen Sie an jedem Tag dreimal eine Hauptmahlzeit und zweimal ein Zwischengericht aus den im folgenden vorgeschlagenen Rezepten.

Trinken Sie drei- bis fünfmal täglich den Zitronen-Kurmix eine halbe Stunde vor dem Essen. Nehmen Sie gleichzeitig vor den Hauptmahlzeiten, also dreimal am Tag, je drei Zitronen-Kapseln ein, um das Hungergefühl und den Appetit zu dämpfen.

Bei der Zubereitung der Mahlzeiten sollten Sie folgende Grundregeln beachten:

- Wenn Sie besonders unter Kühle leiden, leicht frieren, ein starkes Bedürfnis nach Süßem haben, von Verdauungsschwäche betroffen sind oder sich wenig bewegen, dann erwärmen Sie alle Zutaten, auch das Obst. Essen Sie nichts roh.
- Haben Sie einen empfindlichen Magen, dann würzen Sie mit scharfen Gewürzen ganz sparsam oder verzichten Sie ganz darauf. Gehören Sie zu den Menschen mit großer innerer Hitze, gilt dasselbe.
- Es wird kein Zucker und kein Salz verwendet, Fett nur ausnahmsweise und ganz sparsam, wenn es zur Zubereitung benötigt wird.
- Zum Süßen wird Agavendicksaft bevorzugt, alternativ Süßstoff. (Näheres über dieses interessante alternative Süßungsmittel sowie 50 leckere Rezepte finden Sie in dem Buch „Agavendicksaft - die natürliche Sonnensüße" ISBN 3-925502-07-6.)
- Als Gewürz benutzen Sie frische Kräuter, Gewürze und Gemüsebrühe.
- Alle Zutaten sollen so natürlich wie möglich sein, d.h., weitgehend aus biologischem An-

bau, ohne Farb- und Konservierungsstoffe, Schwefel oder synthetische Aromastoffe, die Zitronen ungespritzt.

- Fleisch- und Fleischerzeugnisse werden in der Kurwoche nicht gegessen.

Rezeptvorschläge für die 1200-Kalorien-Zitronen-Kurwoche

- Alle Rezepte sind für eine Person konzipiert, sie enthalten meist auch Zitronen, um den Kurerfolg zu unterstützen.
- Die Kalorien sind folgendermaßen verteilt:
  Frühstück: ca. 200 kcal
  Mittagessen: ca. 400 kcal
  Abendessen: ca. 200 kcal
  2 Zwischenmahlzeiten pro Tag mit je ca. 100 bzw. 200 kcal, so dass Sie am Tag maximal 1200 Kalorien aufnehmen.
- Die Rezepte reichen für eine abwechslungsreiche Diät-Woche aus. In welcher Reihenfolge die Speisen kombiniert werden, ist Ihnen überlassen. Der Erfolg setzt nicht die Einhaltung einer bestimmten Reihenfolge voraus.

- Nehmen Sie keine zusätzlichen Kalorien durch Getränke wie Säfte, Bier oder Wein zu sich. Trinken Sie nur den Zitronen-Kurmix fünf- bis siebenmal am Tag und ungesüßte Tees oder Wasser.

Abkürzungen:

TL = Teelöffel
EL = Esslöffel
MS = Messerspitze
KH = Kohlenhydrate

Körnerbrot mit Frischkäse und Gurke

Zutaten: *1 Scheibe Vollkorn-Körnerbrot, 1 TL Tomatenmark, 1 EL Natur-Frischkäse, 6 dickere Scheiben Salatgurke, frischer Dill*

Das Vollkorn-Körnerbrot mit Tomatenmark bestreichen. Den Frischkäse darauf geben und die Gurkenscheiben obenauf legen. Dill waschen, kleinschneiden, darüber streuen.

210 kcal/870 kJ, 7 g Eiweiß, 7 g Fett, 28 g KH

Vollkornbrot mit Käse und Tomate

Zutaten: *1 Scheibe Vollkornbrot, ½ TL Margarine, 1 Scheibe Schnittkäse (30 % Fett), 1 Tomate, einige Petersilienstengel*

Das Vollkornbrot dünn mit Margarine bestreichen und mit Schnittkäse belegen. Tomate waschen, in dünne Scheiben schneiden und auf dem Käse verteilen. Die Petersilie waschen, kleinhacken und darüber streuen.

240 kcal/1.000 kJ, 12 g Eiweiß, 12 g Fett, 23 g KH

Pumpernickel mit Ei

Zutaten: *1 Scheibe Pumpernickel, 1 TL mittelscharfer Senf, 1 Ei, Schnittlauch*

Pumpernickel mit Senf bestreichen. Das Ei hart kochen, in Scheiben schneiden und auf dem Brot verteilen. Schnittlauch waschen, in Röllchen schneiden und darüber streuen.

175 kcal/730 kJ, 11 g Eiweiß, 7 g Fett, 15 g KH

Joghurt mit Banane

Zutaten: *1 EL Vollkorn-Haferflocken, 1 reife Banane, Saft/Schale von ½ Zitrone, 100 g Naturjoghurt (1,5 % Fett)*

Haferflocken in einer Pfanne ohne Fett leicht anrösten und abkühlen lassen. Banane schälen und mit der Gabel fein zerdrücken. Das Bananenmus zusammen mit Zitronensaft und etwas geriebener Schale unter den Joghurt rühren. Zum Schluss die Haferflocken darüber streuen.

230 kcal/960 kJ, 7 g Eiweiß, 3 g Fett, 39 g KH

Ananas-Quark

Zutaten: *1 Zitrone, 1 TL Honig oder Agavendicksaft, 3 EL Quark (20 % Fett), 2 Scheiben Ananas, 1 EL Weizenkleie*

Zitrone halbieren und die eine Hälfte auspressen. Die andere Hälfte schälen und in kleine Stücke zerteilen. Den Zitronensaft mit dem Süßungsmittel unter den Quark rühren. Ananas schälen und in kleine Stücke schneiden, dann zusammen mit den Zitronenstückchen unter den Quark heben. Zum Schluss die Weizenkleie darüber streuen.

215 kcal/900 kJ, 7 g Eiweiß, 1 g Fett, 28 g KH

Frischkornbrei mit Leinsamen

Zutaten: *3 EL Dinkelschrot, 100 g Naturjoghurt, 1 kl. Apfel, ½ Banane, ½ TL Honig oder Agavendicksaft, 1 EL Zitronensaft, 1 TL Leinsamen*

Dinkelschrot über Nacht in Wasser einweichen. Am nächsten Morgen überschüssiges Wasser abgießen und den Schrot unter den Joghurt rühren. Apfel waschen und mittelfein raspeln. Die Banane schälen und mit der Gabel zerdrücken.

Apfelraspel und Bananenmus zusammen mit dem Süßungsmittel sowie dem Zitronensaft unter den Joghurt rühren. Leinsamen darüber streuen.

320 kcal/1335 kJ, 10 g Eiweiß, 9 g Fett, 43 g KH

Obstsalat mit Mandeln

Zutaten: *1 Kiwi, 1 Orange, 1 Scheibe Ananas, 1 EL Zitronensaft, 1 EL Mandelsplitter*

Kiwi schälen, halbieren und in Scheiben schneiden. Orange halbieren. Eine Hälfte auspressen, die andere Hälfte schälen und in Stücke zerteilen. Die Ananas schälen und ebenfalls in Stücke schneiden. Alle Fruchtstücke vermischen und den Orangen- sowie den Zitronensaft angießen. Die Mandelsplitter zum Schluss über den Obstsalat streuen.

220 kcal/920 kJ, 4 g Eiweiß, 4 g Fett, 34 g KH

Mittagessen

Bunter Salatteller mit Bulgur

Zutaten: *125 ml Gemüsebrühe, 50 g Bulgur, ½ TL Currypulver, ½ TL Kurkuma, einige Salatblätter (z.B. Kopfsalat, Eissalat), 100 g Möhre, 100 g Salatgurke, 100 g Rote Bete, ½ Apfel, 1 Tomate, 100 g Sellerieknolle, 50 g Ananas, 1 kl. Stange Lauch, 1 TL Olivenöl, 1 TL Balsamessig, 1 TL Zitronensaft, Kräutersalz, frischer Pfeffer aus der Mühle*

75 ml Gemüsebrühe zum Kochen bringen und Bulgur, Curry und Kurkuma hineingeben. Das Getreide zugedeckt etwa 5 Minuten köcheln lassen, dann vom Herd nehmen und 10 Minuten ausquellen lassen.

Salatblätter waschen und einen großen Teller damit auslegen. Möhre schälen und fein raspeln, Salatgurke waschen und in feine Scheiben schneiden. Rote Bete und Apfel schälen, grob raspeln und gut vermischen. Tomate waschen, in Achtel schneiden. Sellerie schälen und raspeln. Ananasscheibe schälen, in Stücke schneiden. Lauchstange säubern, in feine Ringe zerteilen. Dann Sellerie, Ananas und Lauch miteinander vermengen. Möhrensalat, Gurkenscheiben, Rote Bete-Salat, Tomatenstücke und Selleriesalat dekorativ auf den Salatblättern anrichten.

Öl, Essig, Zitronensaft und restliche Gemüsebrühe zu einer Salatsauce rühren, mit Kräutersalz und Pfeffer pikant abschmecken. Dressing über den Salat träufeln. Bulgur dazu reichen.

400 kcal/1680 kJ, 12 g Eiweiß, 6 g Fett, 65 g KH

Gemüseteller mit Zitronen-Buttersauce

Zutaten: *200 g Kartoffeln, 1 Möhre, 1 kl. Fenchelknolle, 1 rote Paprika, einige Sträußchen Blumenkohl, 1 kl. Brokkolistaude, 1 kl. Zucchini, 200 ml Gemüsebrühe, 1 EL Butter, Saft von ½ Zitrone, Kräutersalz, frischer Pfeffer aus der Mühle, einige Zweige frische Petersilie*

Kartoffeln schälen und in Salzwasser garen. Möhre schälen und in feine Scheiben schneiden. Fenchel putzen, halbieren, den Strunk keilförmig herausschneiden und die Hälften in feine Streifen schneiden. Paprika putzen, vierteln und in Streifen zerteilen. Blumenkohl und Brokkoli in kleine Röschen brechen und waschen. Die Zucchini putzen und in Scheiben schneiden.

Gemüsebrühe zum Kochen bringen, Möhrenscheiben, Fenchel- und Paprikastreifen sowie Blumenkohl- und Brokkoliröschen hineingeben, zugedeckt etwa 5 Minuten garen. Zucchinischeiben zugeben und noch mal 5 Minuten mitdünsten. Dann das Gemüse auf ein Sieb geben und gut abtropfen lassen.

Butter im Topf schmelzen, Zitronensaft zufügen mit einem Schneebesen kräftig verschlagen. Dann die Sauce mit Kräutersalz und Pfeffer pikant würzen. Das Gemüse auf einem Teller dekorativ anrichten, Sauce darüber gießen. Kartoffeln mit der gehackten Petersilie bestreuen und dazu reichen.

425 kcal/1775 kJ, 19 g Eiweiß, 14 g Fett, 58 g KH

Zwiebelgemüse mit Bandnudeln

Zutaten: *100 g Vollkorn-Bandnudeln, 1 große Gemüsezwiebel, 150 ml Gemüsebrühe, Saft von ½ Orange, 1 TL Sojasauce, 1 EL saure Sahne, 1 EL Reismehl, Kräutersalz, frischer Pfeffer aus der Mühle, Saft und Schale von ½ Zitrone*

Die Vollkornnudeln in reichlich Salzwasser bissfest garen. Gemüsezwiebel schälen und in große Würfel schneiden. Gemüsebrühe zusammen mit Orangensaft und Sojasauce zum Kochen bringen. Die Zwiebelwürfel darin zugedeckt etwa 8 Minuten garen. Anschließend die Zwiebelbrühe abgießen und für die Sauce weiterverwenden. Saure Sahne mit dem Reismehl verrühren und aufkochen lassen. Dann die Zwiebelbrühe angießen und die Sauce erneut aufkochen lassen. Mit Kräutersalz, Pfeffer und Zitronensaft pikant abschmecken. Nudeln und Zwiebelgemüse auf einem Teller dekorativ anrichten, mit der Sauce übergießen. Die Zitronenschale darüber streuen.

460 kcal/1920 kJ, 19 g Eiweiß, 6 g Fett, 85 g KH

Auberginen mit Kartoffelpüree und Sauerampfer-Zitronensauce

Zutaten: *300 g Kartoffeln, 1 mittelgroße Aubergine, 250 ml Gemüsebrühe, Kräutersalz, frisch geriebene Muskatnuss, 1 Zwiebel, 1 TL Butter oder Margarine, 6 große Sauerampferblätter, 1 EL Sahne, 1 EL Reismehl, Saft von ½ Zitrone, frischer Pfeffer aus der Mühle*

Kartoffeln unter fließendem Wasser gut abbürsten und in reichlich Wasser gar kochen. Danach pellen und durch eine Kartoffelpresse drücken. Die Aubergine waschen, halbieren und mit einem Löffel das Fruchtfleisch bis auf einen Zentimeter Rand aushöhlen. Gemüsebrühe zum Kochen bringen, die Auberginenhälften und das Fruchtfleisch darin zugedeckt etwa 15 Minuten dünsten. Dann die Auberginenhälften auf einem Sieb abtropfen lassen, die Brühe für die Sauce verwahren. Das Fruchtfleisch ohne die Brühe pürieren. Auberginenpüree unter den Kartoffelbrei rühren und mit Kräutersalz und Muskatnuss abschmecken. Anschließend die Auberginenhälften mit dem Püree füllen.

Zwiebel schälen und fein würfeln, Sauerampferblätter waschen, in feine Streifen schneiden. Fett im Topf erhitzen und die Zwiebelwürfel darin glasig werden lassen. Anschließend Sauerampfer hinzugeben und kurz mitdünsten. In einem anderen Topf die Sahne mit dem Reismehl verrühren und aufkochen, Auberginenbrühe zugeben und erneut aufkochen. Wenn die Sauce eingedickt ist, die Zwiebel-Sauerampfermasse einrühren und mit Pfeffer und Zitronensaft pikant abschmecken. Gefüllte Auberginenhälften auf einem Teller anrichten und die Sauerampfer-Zitronensauce darüber gießen.

425 kcal/1775 kJ, 10 g Eiweiß, 10 g Fett, 66 g KH

Gefüllte Paprika mit Joghurtsauce

Zutaten: *50 g Basmati-Naturreis, 300 ml Gemüsebrühe, 1 große grüne Paprikaschote, 1 Tomate, 1 EL Zuckermais, 100 g Naturjoghurt, 50 g Quark (20 % Fett), Saft von ½ Zitrone, Kräutersalz, frischer Pfeffer aus der Mühle, 1 Knoblauchzehe, einige Stengel Petersilie, Schnittlauch*

Den Basmatireis waschen, in 100 ml kochende Gemüsebrühe geben, und bei mittlerer Hitze zugedeckt 20 Minuten gar kochen. In der Zwischenzeit von der Paprika einen Deckel abschneiden, die Paprikaschote putzen und waschen. Das Fruchtfleisch vom Deckel ebenfalls waschen und in kleine Stücke schneiden. Die Paprikaschote und die Würfel in der restlichen Gemüsebrühe in etwa 8 Minuten bissfest dünsten. Die Tomate vom Stielansatz befreien, kurz in kochendes Wasser tauchen, häuten und würfeln. Mais auf ein Sieb geben, abspülen und mit den Paprika- und Tomatenwürfeln zu dem Reis geben. Die Reismischung erwärmen und in die Paprika füllen.

Joghurt mit Quark und Zitronensaft verrühren, salzen und pfeffern. Knoblauchzehe schälen, durch eine Presse drücken und dazu geben. Gewaschene Petersilie und Schnittlauch klein schneiden, unterrühren. Die kalte Joghurtsauce zu der gefüllten Paprika servieren.

400 kcal/1670 kJ, 19 g Eiweiß, 7 g Fett, 52 g KH

Zitronenhirse mit Gurken und Dillsauce

Zutaten: *75 g Hirse, 300 ml Gemüsebrühe, 1 Zitrone, 200 g Salatgurke, 1 EL süße Sahne, 1 EL Reismehl, Kräutersalz, frischer Pfeffer aus der Mühle, ½ Bund frischer Dill*

Hirse auf ein Sieb geben und mit heißem Wasser abspülen. 150 ml Gemüsebrühe zum Kochen bringen und die Hirse hineingeben. Die Zitrone heiß abwaschen und dünn schälen. Die Zitronenschale mit der Hirse zugedeckt 15 Minuten gar dünsten. Danach die Zitronenschale entfernen. Das Zitronenfruchtfleisch auspressen, die Hälfte des Saftes unter die Hirse rühren, die andere Hälfte beiseite stellen.

Salatgurke waschen, in 1 cm dicke Scheiben schneiden und in der restlichen Gemüsebrühe 5 Minuten dünsten. Die Gurkenbrühe abgießen und für die Sauce weiter verwenden.

Die Sahne mit dem Reismehl verrühren und aufkochen lassen. Anschließend die Gurkenbrühe angießen und die Sauce erneut aufkochen lassen. Mit Kräutersalz, Pfeffer und dem restlichen Zitronensaft pikant abschmecken. Dill waschen, fein hacken und in die Sauce rühren. Die Zitronenhirse mit dem Gurkengemüse auf einem Teller anrichten und die Dillsauce darüber gießen.

400 kcal/1670 kJ, 9 g Eiweiß, 9 g Fett, 70 g KH

Dinkelpfannkuchen mit Beilagensalat

Zutaten Teig: *2 EL Dinkel-Vollkornmehl, fein gemahlen, 1 Prise Meersalz, ca. 2 EL Mineralwasser, 1 kl. Ei*
Zutaten Kräuter-Quarkfüllung: *100 g Quark (20% Fett), 1 EL saure Sahne, 1 TL Zitronensaft, Kräutersalz, frischer Pfeffer aus der Mühle, 2 EL klein gehackte Küchenkräuter (Petersilie, Schnittlauch, Basilikum), 1 TL Sonnenblumenöl*
Zutaten Beilagensalat: *6 Blätter Kopfsalat, 1 Tomate, 50 g Salatgurke, ½ TL Sonnenblumenöl, ½ TL Balsamessig, Kräutersalz, frischer Pfeffer aus der Mühle*

Dinkelmehl mit Salz in einer Schüssel mischen. Wasser und Ei hinzufügen und mit einem

Schneebesen zu einem glatten Teig verrühren. Den Teig etwa 10 Minuten quellen lassen.

Zwischenzeitlich den Quark mit saurer Sahne und Zitronensaft verrühren, mit Salz und Pfeffer würzen und die Kräuter unterziehen.

Öl in einer Pfanne erhitzen, den Teig hineingeben und bei mittlerer Hitze von beiden Seiten einen Pfannkuchen ausbacken. Diesen auf einen Teller geben, mit der Kräuter-Quarkmasse füllen und zusammenklappen.

Salatblätter waschen, trockentupfen und einen kleinen Teller damit auslegen. Tomate waschen, vom Stielansatz befreien und achteln, Salatgurke waschen und in feine Scheiben schneiden, dann dekorativ auf den Salatblättern anrichten. Aus Öl, Essig und den Gewürzen eine Sauce rühren und über den Salat geben. Den Salat zu dem gefüllten Pfannkuchen reichen.

415 kcal/1735 kJ, 20 g Eiweiß, 19 g Fett, 29 g KH

Lauch-Cremesuppe

Zutaten: *150 g Lauch, 100 g Kartoffeln, ½ TL Butter oder Margarine, 300 ml Gemüsebrühe, 50 ml süße Sahne, Kräutersalz, frischer Pfeffer aus der Mühle, frisch geriebene Muskatnuss, 1 TL Zitronensaft*

Die Lauchstange putzen, in Ringe schneiden und waschen. Kartoffeln schälen und würfeln. Fett in einem Topf erhitzen und Lauchringe sowie Kartoffelstücke darin kurz anbraten. Mit der Gemüsebrühe ablöschen und bei mittlerer Hitze etwa 15 Minuten garen.

Anschließend Sahne zugeben und die Suppe im Mixer pürieren. Zurück in den Topf geben, erneut erwärmen und mit Kräutersalz, Pfeffer, Muskatnuss sowie Zitronensaft pikant abschmecken.

225 kcal/940 kJ, 5 g Eiweiß, 13 g Fett, 19 g KH

Radieschenbrot mit Gouda

Zutaten: *1 Scheibe Vollkornbrot, 1 TL Tomatenmark, 2 Kopfsalatblätter, 1 Scheibe Gouda (30 % Fett), 8 Radieschen*

Vollkornbrot mit Tomatenmark bestreichen und mit den Salatblättern belegen. Anschließend den Käse darauf legen. Die Radieschen waschen, in Scheiben schneiden und auf dem Käse verteilen.

215 kcal/900 kJ, 13 g Eiweiß, 6 g Fett, 28 g KH

Überbackener Vollkorntoast

Zutaten: *1 Scheibe Vollkorn-Toastbrot, 4 Champignons, 1 Scheibe Ananas, 1 Scheibe Schnittkäse*

Vollkorntoastbrot auf leichter Stufe toasten. Die Champignons putzen, in Scheiben schneiden und auf dem Toast verteilen. Die Ananasscheibe auf die Champignons geben und den Käse obenauf legen. Toast bei 200°C (Heißluft 180°C) im vorgeheizten Backofen etwa 5 Minuten überbacken.

215 kcal/900 kJ, 12 g Eiweiß, 6 g Fett, 28 g KH

Klare Gemüsebrühe mit Polenta

Zutaten: *450 ml Gemüsebrühe, 50 g Polenta (Maisgrieß), 1 Zwiebel, 1 Möhre, ½ Sellerieknolle, 1 kl. Stange Lauch, ½ TL Butter oder Margarine, Kräutersalz, frischer Pfeffer aus der Mühle*

150 ml Gemüsebrühe zum Kochen bringen, die Polenta langsam mit einem Schneebesen einrühren. Das Getreide unter ständigem Rühren aufkochen lassen, vom Herd nehmen, 10 Minuten zugedeckt ausquellen lassen. Dann in eine flache Form streichen, abkühlen und fest werden lassen.

Die Zwiebel schälen und fein würfeln. Möhre putzen, schälen und auf einer Küchenreibe grob stifteln. Sellerie schälen, in kleine Würfel schneiden. Lauchstange putzen, in dünne Ringe schneiden und waschen. Butter im Topf erwärmen, die Zwiebelwürfel darin glasig werden lassen. Das Gemüse hinzugeben und kurz anbraten. Mit der restlichen Gemüsebrühe ablöschen, mit Kräutersalz und Pfeffer pikant abschmecken. Die Suppe 8 Minuten köcheln lassen, bis das Gemüse bissfest ist.

Die Polenta in mundgerechte Dreiecke schneiden und in den letzten 2 Minuten der Garzeit zu dem Gemüse und der Brühe in den Topf geben.

255 kcal/1065 kJ, 9 g Eiweiß, 11 g Fett, 48 g KH

Rohkostplatte mit Quarkdip

Zutaten: *2 Möhren, ½ Kohlrabi, 1 grüne Paprika, einige Blumenkohlröschen, 50 g Quark (20 % Fett), 1 TL Crème fraîche, 1 TL Zitronensaft, Kräutersalz, Pfeffer aus der Mühle, Schnittlauch*

Möhren und Kohlrabi putzen, schälen und in breite Streifen schneiden. Paprika putzen, waschen, ebenfalls in Streifen zerteilen. Blumenkohl in Röschen brechen. Die Rohkost auf einem Teller anrichten. Quark mit Crème fraîche und Zitronensaft verrühren, dann mit Kräutersalz und Pfeffer pikant abschmecken. Schnittlauch in Röllchen schneiden und unter die Quarkmasse heben. Den Dip zu der Rohkost reichen.

220 kcal/920 kJ, 5 g Eiweiß, 5 g Fett, 23 g KH

Bauernsalat

Zutaten: *100 g Gurke, 1 gelbe Paprikaschote,1 große Tomate, ½ Zwiebel, 30 g Schafskäse, 1 TL Obstessig, 1 TL Zitronensaft, ½ TL Sonnenblumenöl, Kräutersalz, frischer Pfeffer aus der Mühle, 1 Scheibe Vollkorn-Knäckebrot*

Gurke waschen und in Würfel schneiden, Paprika waschen, putzen und in Stücke zerteilen. Die Tomate vom Stielansatz befreien und achteln. Zwiebel schälen und in dünne Ringe schneiden. Den Schafskäse grob würfeln. Das rohe Gemüse in eine Schüssel geben und mit dem Schafskäse vermengen.

Aus Obstessig, Zitronensaft, Öl und den Gewürzen eine Sauce rühren und diese über den Bauernsalat gießen. Das Knäckebrot dazu reichen.

195 kcal/815 kJ, 9 g Eiweiß, 7 g Fett, 17 g KH

Sauerkrautrohkost mit Knäckebrot

Zutaten: *150 g Sauerkraut, ½ Zwiebel, 1 TL Apfelessig, 1 TL Zitronensaft, 1 TL Sonnenblumenöl, 1 TL saure Sahne, Kräutersalz, frischer Pfeffer aus der Mühle, 100 g Apfel, 50 g Weintrauben, 1 Scheibe Vollkorn-Knäckebrot*

Sauerkraut auf ein Sieb geben und gut abtropfen lassen. Zwiebel schälen und fein würfeln. Apfelessig mit Zitronensaft, Sonnenblumenöl und saurer Sahne zu einer Salatsauce rühren, mit Salz und Pfeffer würzen. Apfel waschen, entkernen und in kleine Stücke schneiden. Anschließend die Zwiebelwürfel mit den Apfelstücken in die Sauce geben. Die Trauben waschen, halbieren, entkernen und zu dem Sauerkraut in eine Schüssel geben. Das Dressing über den Salat gießen, das Knäckebrot dazu reichen.

205 kcal/855 kJ, 5 g Eiweiß, 7 g Fett, 29 g KH

Ideen für Zwischenmahlzeiten

(aufgeführte Mengen liefern jeweils ca. 100 Kalorien)

- 1 Apfel + 1 Birne
- 1 Banane
- 250 g frische Erdbeeren
- 4 Mandarinen oder 1 große Orange
- 150 g Weintrauben
- 200 g frische Ananas
- 4 bis 5 Aprikosen
- 250 g Brombeeren
- 150 g süße Kirschen
- 2 Kiwis

- 300 g Wassermelone
- 2 mittelgroße Pfirsiche oder Nektarinen
- 15 kleine Pflaumen
- 1 Joghurt natur (150 g, 3,5 % Fett)
- Joghurtgetränk: 150 g Magermilchjoghurt, verrührt mit 1 TL Zitronensaft, etwas Vanillepulver und 1 TL Agavendicksaft
- 30 g Gouda
- 350 g frische Möhren
- 500 g Paprika
- 20 Gummibärchen
- 20 g Schokolade

Zwischenmahlzeiten mit je 200 Kalorien

- 8 herzhafte Vollkorn-Kräcker
- 6 Scheiben Vollkorn-Zwieback
- 1 Müsliriegel (ca. 40 g)

Auch die folgenden frisch zubereiteten Zwischenmahlzeiten enthalten jeweils 200 Kilokalorien:

Bananen-Fitnessdrink

Zutaten: *½ Banane, 100 ml frisch gepresster Orangensaft, 100 ml frisch gepresster Möhrensaft, Saft von ½ Zitrone, ½ TL Agavendicksaft, 1 EL feine Vollkorn-Haferflocken*

Banane schälen und mit einer Gabel fein zerdrücken. Das Bananenmus anschließend mit Orangen-, Möhren- sowie Zitronensaft in einen Mixer geben. Mit Agavendicksaft leicht süßen und mit den Haferflocken fein pürieren.

170 kcal/740 kJ, 2 g Eiweiß, 1 g Fett, 37 g KH

Frischkäsecreme mit Erdbeeren

Zutaten: *60 g Natur-Frischkäse, 1 TL Orangensaft, 1 TL Zitronensaft, ½ TL Agavendicksaft oder Honig, 200 g frische Erdbeeren, einige Minzeblättchen*

Frischkäse, Orangen- sowie Zitronensaft mit den Quirlen des Handrührgerätes kräftig aufschlagen. Anschließend mit Agavendicksaft süßen und die Creme auf einen Teller geben. Erdbeeren waschen, putzen und auf der Creme verteilen. Die Minzeblättchen waschen und die Speise damit verzieren.

230 kcal/960 kJ, 6 g Eiweiß, 14 g Fett, 20 g KH

Knäckebrot mit Bananenquark

Zutaten: *½ Banane, 2 EL Quark (20 % Fett), 1 TL Zitronensaft, ½ TL Honig, 2 Scheiben Vollkorn-Knäckebrot*

Banane schälen, 4 Scheiben abschneiden und zum Verzieren beiseite legen. Den Rest der Banane mit einer Gabel zerdrücken. Das Bananenmus mit Quark, Zitronensaft sowie Honig cremig rühren und auf das Knäckebrot streichen. Mit den Bananenscheiben verzieren.

205 kcal/855 kJ, 10 g Eiweiß, 2 g Fett, 21 g KH

Frische Früchte mit Zitronencreme

Zutaten: *100 g Mango, 100 g Honigmelone, 100 g Naturjoghurt (1,5 % Fett), 1 TL Crème fraîche, 1 TL Zitronensaft, ½ TL Honig oder Agavendicksaft, Zitronenschale*

Mango und Honigmelone schälen, das Fruchtfleisch in mundgerechte Stücke schneiden. Joghurt mit Crème fraîche, Zitronensaft sowie dem Süßungsmittel verrühren und mit dem Obst in einer Schüssel mischen. Die Zitronenschale darüber streuen.

230 kcal/960 kJ, 7 g Eiweiß, 6 g Fett, 39 g KH

Gewicht halten mit Zitronen

Zitronen-Schalttag

Wenn Sie jede Woche einen Zitronen-Schalttag fest einplanen, fällt es besonders leicht, die Erfolge einer Zitronen-Kur über mehrere Monate zu erhalten. Der Schalttag wird praktisch als einzelner Fastentag durchgeführt. Sie trinken über den Tag verteilt siebenmal den Zitronen-Kurmix. Auf feste Nahrung wird für diesen Tag am besten ganz verzichtet. Sollte Sie zwischendurch der Hunger zu sehr plagen, sind im Unterschied zum längeren Fasten ein Stück Obst, eine Möhre oder ein trockenes Knäckebrot ohne Belag erlaubt.

Nehmen Sie dreimal am Tag drei Zitronen-Ballaststoff-Kapseln, das hält den Hunger in Schach. Trinken Sie außerdem einen bis eineinhalb Liter kohlensäurefreies Mineralwasser, Früchte- oder Kräutertee.

Gönnen Sie sich an diesem Tag etwas mehr Ruhe, Entspannung und Bewegung an der frischen Luft. Wenn Sie Ihren Körper regelmäßig entschlacken, den Stoffwechsel entlasten und das Wunschgewicht halten möchten, ist dieser Fasten-Schalttag ideal. Es spricht nichts dagegen, ihn regelmäßig einmal pro Woche durchzuführen.

Zitronen-Kapseln - täglich

Manchem fällt es leichter, täglich etwas dafür zu tun, den Kurerfolg zu sichern. Damit gleicht man kleine Ernährungssünden sofort am selben oder nächsten Tag aus. Die sättigende Wirkung der Zitronenkapseln wird genutzt, um Zwischenmahlzeiten zu ersetzen und bei den Hauptmahlzeiten nicht so viel Hunger zu haben. Sie sind in der Handhabung frei: trinken Sie ein Glas Zitronen-Kurmix und nehmen Sie dazu drei Zitronen-Kapseln anstelle von Zwischenmahlzeiten und Snacks oder etwa eine halbe Stunde vor den Hauptmahlzeiten ein.

Teerezepte

Um den gesamten Flüssigkeitsbedarf von ca. 2,5 bis 3 Liter während einer Kur zu decken, trinkt man neben dem Zitronen-Kurmix Früchte- oder Kräutertees:

- sie decken den Flüssigkeitsbedarf

- sie liefern Mineralien, Spurenelemente, Gerb-, Bitterstoffe, ätherische Öle und weitere sekundäre Pflanzenwirkstoffe
- sie unterstützen Entsäuerung und Entwässerung
- sie stärken die körpereigenen Abwehrkräfte.

Trinken Sie Ihren Tee möglichst ungesüßt, das spart Kalorien und versetzt den Blutzucker nicht in eine hungertreibende Schaukelpartie. Wenn Sie es lieber süß mögen, bietet sich, abgesehen von den künstlichen Süßstoffen, Agavendicksaft als natürliches Süßungsmittel an.

Kräutertees, die Ihnen während der Zitronenkur richtig gut tun, sind:

Harmonietee

Mischen Sie 20 Gramm Himbeerblätter mit je zehn Gramm Holunderblüten, Hagebutten, Melissenblätter und fünf Gramm Lavendelblüten. Von dieser Teemischung übergießen Sie sechs Teelöffel mit einem Liter siedendem Wasser. Lassen Sie den Tee etwa fünf Minuten zugedeckt ziehen, dann absieben. Trinken Sie den Tee lauwarm und süßen ihn - wenn Sie mögen - mit Agavendicksaft.

Dieser Tee stärkt die körpereigenen Abwehrkräfte und harmonisiert Verdauung und Seele.

Gute-Laune-Tee

Vermischen Sie je 10 Gramm Melissenblätter, Hopfen und Johanniskraut miteinander. Ein Esslöffel der Teemischung wird mit ¼ Liter siedendem Wasser übergossen. Der Kräutertee sollte zugedeckt zehn Minuten ziehen, bevor Sie ihn durch ein Sieb geben.

Der Tee wirkt beruhigend und hebt die Stimmung. Sie sollten ihn einige Wochen täglich trinken. Wichtig: Johanniskraut kann die Haut lichtempfindlicher machen und die Wirkung von bestimmten Tabletten, die Immunreaktionen abschwächen, aufheben. Deshalb im Sommer auf ausreichenden Sonnenschutz achten und die Einnahme des Tees mit dem Arzt absprechen, wenn Sie solche Medikamente nehmen müssen.

Birkenblätter-Brennessel-Tee

Mischen Sie zu gleichen Teilen Birken- und Brennesselblätter. Geben Sie einen Teelöffel der Teemischung in eine Tasse kochendes Wasser. Lassen Sie den Tee 15 Minuten ziehen und seihen ihn dann ab.

Dieser Tee wirkt harntreibend und entgiftend. Deshalb ist er ein idealer Reinigungstee.

Guten-Morgen-Tee

Übergießen Sie zwei Esslöffel Grünteeblätter mit einem halben Liter heißem Wasser. Lassen Sie den Tee zwei bis drei Minuten ziehen und seihen ihn dann ab. Wirkt anregend, eine gute Alternative für „Kaffeetanten“.

Wichtig: Grüner Tee sollte nicht mit kochendem Wasser aufgegossen werden. Er kann bis zu viermal aufgegossen werden.

Pu-Erh-Tee

Übergießen Sie einen gestrichenen Esslöffel Pu-Erh-Tee mit einem Liter kochendem Wasser. Der Tee kann zwei bis fünf Minuten ziehen. Am besten ist es, den Tee ungesüßt zu trinken. Wer das jedoch nicht mag, kann den Tee leicht mit Agavendicksaft süßen. Pu-Erh kann bis zu dreimal aufgegossen werden.

Der chinesische Pu-Erh-Tee ist das ideale Getränk zur Unterstützung einer Reduktionsdiät. Seine Wirkstoffe sind in der Lage, den Fettabbau anzukurbeln und die Cholesterinwerte zu senken. Er fördert den Fluß des „Qi“ und sorgt für mehr Lebensenergie in der Körpermitte. (weitere Informationen liefert das Büchlein „Pu-Erh Roter Tee aus China - nicht nur ein „Fettkiller“, ISBN 3-925502-03-3).

Rooibos-Tee

Der Rotbuschtee aus Südafrika findet immer mehr Liebhaber. Er zeichnet sich dadurch aus, dass er kein Koffein und keine Reizstoffe besitzt. Damit eignet er sich für Allergiker, Magenempfindliche, Kinder und als täglicher Haustee. Man kann ihn ohne Bedenken in größeren Mengen trinken, auch abends. (Näheres lesen Sie in dem Buch „Rooibos - reizarmer Tee“, ISBN 3-925502-06-8.)

Jung und schön mit Zitronen

Unausgewogene Ernährung, Schlafmangel, Alkohol, Nikotin und zu viel Sonne hinterlassen auf unserer Haut Spuren. Auch Stress und Sorgen zeigen sich auf der Haut. Nicht umsonst heißt es, dass die Haut der Spiegel der Seele ist.

Um kleine Alltagssünden auszubügeln, die Haut strahlend schön, faltenfrei und jung zu erhalten, ist die Zitrone ausgezeichnet geeignet. Zitronen bringen den Stoffwechsel in Schwung, entschlacken und entwässern den Organismus und versorgen ihn mit wertvollen Substanzen wie Vitamin C und den Bioflavonoiden. Stoffen, die auch der Haut gut tun.

Auch wenn man den Zusammenhang nicht auf den ersten Blick erkennt: am wichtigsten für die Haut ist die wohltuende Wirkung der Zitronen auf den Darm. Denn wenn die Darmfunktion gestört ist, entsorgt der Körper seine Gift- und Schlackenstoffe auch über die Haut. Nach einer Zitronenkur wirkt die Haut glatter, rosiger, reiner und straffer. Man sieht es der Haut einfach an, dass die Schönheit von innen kommt.

Doch Zitronen rücken auch der unbeliebten Orangenhaut im wahrsten Sinn des Wortes „auf die Pelle“. Zitronen entschlacken und entwässern das Gewebe und sorgen wieder für ein schönes Hautbild.

Außerdem ist es bei Cellulite ratsam, Gewicht abzubauen, denn das verkleinert die Fettzellen. Viel Bewegung und Trockenbürsten tun ein übriges, um die Hautdurchblutung zu verbessern und den Abtransport von Schlacken zu fördern. (mehr zum Thema Cellulite finden Sie in unserem Buch „Algen besiegen Cellulite“, ISBN 3-925502-15-7)

Belebendes Duftbad

Streß, Hektik und Zeitdruck - kein Wunder, dass man abends völlig erschlagen nach Hause kommt. Helfen kann in diesem Fall ein belebendes Bad mit Molke und der Ölmischung F-Balance. Dieses Bad ist übrigens ein absoluter Geheimtip, wenn ein Rendezvous, eine Abendeinladung oder Gäste auf dem Terminkalender stehen. Sie werden sich nach diesem Bad innerhalb von kurzer Zeit wieder fit und frisch fühlen.

Sie brauchen: ½ Liter Molke, 10 Tropfen „F-Balance“, 1 EL Honig.

Lassen Sie warmes Wasser in die Badewanne ein (ca. 37 Grad). Geben Sie in den laufenden Wasserstrahl 10 Tropfen „F-Balance“. Dann gießen Sie die Molke und den Honig in das Badewasser. Sorgen Sie dafür, dass sich die Badezusätze gut verteilen. Genießen Sie zehn Minuten das erfrischend-belebende Bad.

Bücher

Fischer-Rizzi, Susanne, *Himmliche Düfte. Aromatherapie.* (Irisiana) Hugendubel Verlag. München. 14. Auflage 2000

Gey-Kemper, Birgit, *Wunderbare Wurzelkraft Ingwer.* sanoform-Verlag. Troisdorf 2000

Henning, Ulrike, *ABC der Zitrone.* Verlag Peter Erd. München 1999

Klock, Peter, *Zitruspflanzen.* Lagerstroemia-Verlag. Hamburg 1998

Neumayer, Petra, *Zitrone.* Wilhelm Heyne Verlag. München 1999

Weihofen, Jürgen, Finke, Angelika, *Rooibos, reizarmer Tee - nicht nur bei Allergien und Magenproblemen.* sanoform-Verlag. Troisdorf 1999

Weihofen, Jürgen, Braun, Judith, *Agavendicksaft - die natürliche Sonnensüße.* sanoform-Verlag. Troisdorf 2000

Weihofen, Jürgen, *Grüner Tee schenkt Wellness für Körper, Geist und Seele.* sanoform-Verlag. Troisdorf 2000

Bezugsquellen

Frische Zitronen erhalten Sie an „jeder Ecke". Kaufen Sie, wenn möglich, ungespritzte Früchte oder solche aus kontrolliertem Bioanbau. Im Reformhaus erhalten Sie reinen Zitronensaft, der nicht aus Konzentrat rückverdünnt ist sowie den Agavendicksaft aus Ökoanbau. Zitronen-Kapseln mit den Rohfasern der Zitrone und aus einer Hülle rein pflanzlicher Cellulose sowie die Originalmischung ätherischer Öle „F-Balance Dr. Weihofen" erhalten ebenfalls in Reformhäusern und Apotheken.

Bergland-Pharma GmbH
Alpenstraße 15
87751 Heimertingen
Tel.: 08335-982101 Fax: 08335-982119
www.bergland.de
- Zitronen-Kapseln,"F-Balance Dr. Weihofen"

EDEN Waren GmbH
Lüner Rennbahn 18
21339 Lüneburg
Tel.: 04131-98501 Fax: 04131-985249
- Agavendicksaft

Lesen Sie aus dem *sanoform*-Verlag:

Dr. Jürgen Weihofen

Ein stimmungsvoller Diäthelfer ...

Grüner Tee

- schenkt Wellness für Körper, Geist und Seele

Grüner Tee ist Asiens tägliches Lebenselixier für ganzheitliche Fitness. Seit Jahrtausenden nutzen die Menschen in Japan und China den Grünen Tee. Er regt an, ohne aufzuregen, er fördert Konzentration und Leistungsfähigkeit, ohne abhängig zu machen. Seine Beliebtheit nimmt in westlichen Ländern ständig zu, denn er erfüllt alle Anforderungen an ein modernes Tagesgetränk.

Die Wirkstoffe des Grünen Tees schützen vor Blut-Kreislauf-Erkrankungen sowie Tumorauslösern und senken den Cholesterinspiegel. Grüntee ist aber auch ein wunderbarer Helfer bei Diäten. Der Insulinspiegel wird von Grüntee niedrig gehalten, was bewirkt, dass Fett eher verbrannt als abgespeichert wird. Das sanft wirkende Coffein steigert den Kalorienverbrauch.

Taschenbuch 2000, 96 Seiten
ISBN 3-925502-13-0